AF384271

'OREILLE SÉNILE

Oreille moyenne. — Région mastoïdienne

PAR

Le Dr Léon DEPOUTRE

ANCIEN EXTERNE DES HOPITAUX DE LILLE ET DE PARIS
LAURÉAT DES HOPITAUX DE PARIS (Prix d'Otologie 1900)
MÉDAILLE DE BRONZE DE L'ASSISTANCE PUBLIQUE

LIBRAIRIE MÉDICALE ET SCIENTIFIQUE
JULES ROUSSET
PARIS. — 36, Rue Serpente. — PARIS
(EN FACE LA FACULTÉ DE MÉDECINE)
—
1901

L'OREILLE SÉNILE

Oreille moyenne. — Région mastoïdienne

PAR

Le D' Léon DEPOUTRE

ANCIEN EXTERNE DES HOPITAUX DE LILLE ET DE PARIS
LAURÉAT DES HOPITAUX DE PARIS (Prix d'Otologie 1900)
MÉDAILLE DE BRONZE DE L'ASSISTANCE PUBLIQUE

LIBRAIRIE MÉDICALE ET SCIENTIFIQUE
JULES ROUSSET
PARIS. — 36, Rue Serpente. — PARIS
(EN FACE LA FACULTÉ DE MÉDECINE)
—
1901

A MON PÈRE

A MA MÈRE

A MON MAITRE

LE DOCTEUR MARCEL LERMOYEZ

Médecin des Hôpitaux
Chef du service d'oto-rhino-laryngologie de l'hôpital Saint-Antoine
Chevalier de la Légion d'honneur.

En témoignage de ma profonde gratitude.

A mon Président de Thèse

MONSIEUR LE PROFESSEUR JOFFROY

Professeur à la Faculté de Médecine
Membre de l'Académie de médecine.
Chevalier de la Légion d'honneur

Je suis heureux de pouvoir rendre un public et respectueux hommage aux maîtres qui m'ont guidé dans mes études médicales.

A mes maîtres dans les hôpitaux de Lille :

M. Folet (Saint-Sauveur, 1895).
M. Combemale (Charité, 1896).
M. Dubar (Charité, 1897).

A mes maîtres dans les hôpitaux de Paris :

M. Kirmisson (Trousseau, 1898).
M. Doléris (Maternité de Boucicaut, 1898).
M. Faisans (Pitié, 1899).
M. Lermoyez (service d'oto-rhino-laryngologie de Saint-Antoine, 1900 et 1901).

A MM. les docteurs Natier et Olivier qui m'ont accueilli avec tant de bienveillance dans leur clinique d'oto-laryngologie pendant les années 1899 et 1900.

INTRODUCTION ET HISTORIQUE

Les lésions anatomo-pathologiques que l'âge fait subir aux différentes parties de l'organe auditif du vieillard ont été peu étudiées jusqu'à nos jours ; les travaux spéciaux sur ce point sont en nombre très restreint. Marmaduke-Sheild, en 1895, dans son Traité des maladies de l'oreille, en donne la raison en disant que la surdité sénile n'a pas suffisamment attiré l'attention des professionnels. Il peut donc être intéressant de présenter le résultat de quelques recherches faites dans ce sens.

La surdité sénile, en effet, peut ne pas dépendre toujours d'une maladie du nerf acoustique. Le plus souvent, suivant Toynbee, elle serait le résultat de lésions anatomo-pathologiques très diverses de l'oreille ; il a établi que, dans l'âge avancé, comme dans les périodes de l'existence qui précèdent, la région de l'appareil auditif où l'on rencontre le plus facilement des altérations morbides est l'oreille moyenne, et que ces altérations sont bien plus communes que les affections labyrinthiques ou d'origine centrale.

Voilà donc, à notre avis, toute posée, la question la plus intéressante du sujet ; elle est de savoir si on trouve dans l'oreille moyenne des vieillards des lésions suffisantes pour expliquer la diminution de l'audition qui est si fréquente dans l'âge avancé.

Les auteurs sont très divisés sur la question, les uns plaçant dans l'oreille interne, les autres dans l'oreille moyenne, les causes de la surdité sénile. Dans son Traité de physiologie (1843, vol. V, p. 126), Burdach parle de l'ouïe des vieillards, et cite Pinel, Itard et Scarpa : « Dans la vieillesse, dit-il, l'ouïe devient obtuse et quand ce phénomène augmente jusqu'à la véritable surdité, on trouve, d'après Pinel (*Archives générales*, tome II, p. 247), le conduit auditif plus étroit, la cavité et les canaux semi-circulaires du labyrinthe moins amples et plus ou moins desséchés, les nerfs auditifs plus ténus. Itard assure que l'aqueduc du vestibule disparaît quelquefois en entier. Suivant Scarpa, la fenêtre ronde se rétrécit et dans quelques cas s'affaisse à l'intérieur. La membrane du tympan s'épaissit, le conduit auditif devient plus court et moins sinueux, il se remplit de cerumen dense. » Pour ces auteurs, les causes véritables de l'affaiblissement sénile de l'ouïe paraissent donc résider dans l'oreille interne.

Mantovani admet des lésions concomitantes de l'oreille moyenne et de l'oreille interne : « L'affaiblissement de l'audition chez les vieillards tient à ce que la flexibilité du mécanisme des osselets est moindre, ainsi que celle des membranes du tympan, de la fenêtre ronde et de la membrane qui divise le limaçon (Traité des sens, 1833, t. II, page 102.)

Kramer étudie la surdité des vieillards dans le chapitre des maladies de l'oreille interne et ne parle pas d'altérations de la caisse (Traité des maladies de l'oreille, Bruxelles, 1841, p. 265).

Dans son Traité théorique et pratique des maladies de l'oreille (Paris, 1860, p. 564-565), Bonnafont regarde la surdité des vieillards comme indépendante d'altérations organiques quelconques, il en parle dans le chapitre de la surdité idiopathique. Pour lui, « l'âge qui débilite tous les organes agit souvent d'une manière toute particulière sur le sens de l'ouïe, de façon à abolir presque complètement la sensibilité du nerf auditif et arrive à produire l'espèce de surdité, dite torpide. »

Politzer fait de l'altération sénile du nerf acoustique une des causes principales de l'affaiblissement de l'ouïe dans la vieillesse. Nous lisons dans son *Traité des maladies de l'oreille* (traduit par Joly, 1884, p. 635) : « Tandis que la fréquence des maladies du nerf acoustique diminue dans la période moyenne de la vie, elle redevient très grande dans l'âge avancé. Comme bases anatomiques de ces altérations chez les vieillards, on a constaté des modifications régressives du nerf auditif et de ses ramifications (métamorphose sénile),' l'atrophie, la dégénérescence graisseuse, le dépôt de corpuscules amylacés, et l'endartérite chronique. » Mais à côté de ces altérations du nerf acoustique, il place des lésions de l'oreille moyenne : « Non seulement, dans la dernière période de la vie, l'énergie du nerf auditif diminue à la suite des modifications régressives, dans l'organe de l'ouïe comme d'une manière générale dans les organes des sens, mais fréquemment aussi, il survient des otites moyennes chroniques à marche lente, qui amènent l'épaississement du revêtement de l'oreille moyenne et immobilisent les osselets. »

D'autres auteurs ont placé dans l'oreille moyenne, et spécialement dans l'appareil de transmission du son, les lésions qui viennent affaiblir l'ouïe des vieillards. Grazzi (*Manuale di otologia*, 1886, p. 506) écrit : « On peut dire que dans l'âge avancé il y a de très nombreuses personnes qui sans cause appréciable et sans avoir accusé de phénomènes morbides importants, présentent des processus scléreux des différentes parties de l'appareil de transmission du son. » Samuel Sexton (*Ear and its diseases*, New-York, 1888, p. 62) dit : « L'âge s'avançant, les effets de la dystrophie se manifestent par un catarrhe auriculaire progressif et un obstacle consé-

cutif au mécanisme de l'appareil de transmission du
son. »

Ferreri qui en 1896 a spécialement étudié « les
altérations de l'oreille moyenne chez les vieillards »
(*Archivio di Otologia*, 1896, n° 1) ne donne pas
à l'oreille interne la priorité dans la production de la
surdité sénile : « La perte de l'ouïe dans la vieillesse,
nous dit-il, produite par une lésion primitive du nerf
acoustique dans ses terminaisons labyrinthiques, est si
rare que sur 101 vieillards, je n'ai pas eu l'occasion de
l'observer. On rencontre plus communément chez les
personnes qui ont dépassé soixante ans des lésions
secondaires de l'acoustique, lésions qui proviennent
d'affections de l'oreille moyenne ordinairement chroniques. La perte de l'ouïe est alors la conséquence de
troubles pathologiques survenus dans la caisse et
transmis de là à l'oreille interne par diffusion du
processus morbide. » Mais si Ferreri reconnaît dans
l'oreille moyenne la cause première des altérations
séniles de l'ouïe, il n'admet pas comme les auteurs
précédemment cités que ces altérations doivent se
confondre avec celles qui caractérisent l'otite moyenne
hyperplastique, encore appelée catarrhe sec ou sclérose de l'oreille moyenne des adultes. Pour lui l'ana-
tomie pathologique dans ces deux cas n'est pas la
même : dans l'oreille sénile, il s'agit, à son avis,
d'un processus involutif qui frappe directement l'articulation des osselets : « Dans l'âge avancé, dit-il,

sans qu'il existe déjà un processus hyperplastique de longue date, et avant que prédomine une atrophie notable de la muqueuse de la caisse, nous observerons une véritable ankylose osseuse de l'articulation de la chaîne, comme nous pouvons rencontrer quelquefois de véritables formations osseuses dans les tissus mous de la caisse, » et il s'appuie en cela sur des examens anatomo-pathologiques et histologiques dont il donne les résultats. Il conclut son travail en disant : « A l'encontre de ce que croient en général les divers auteurs, tels que Politzer, Grazzi, Samuel Sexton, je ne pense pas que, dans les cas d'altération sénile de l'ouïe, il s'agisse d'otites moyennes hyperplastiques scléreuses, mais plutôt d'une lésion primitive des osselets, conséquence probable de troubles trophiques nerveux. »

Nous voyons donc combien différentes sont les opinions des auteurs sur les modifications de l'organe auditif chez le vieillard : les uns ne voient que des altérations de l'oreille interne et du nerf auditif et parmi eux Pinel, Itard, Kramer, Bonnafont ; les autres, comme Politzer, placent à côté de dégénérescences du nerf, des lésions chroniques de la caisse, sclérose ou otite hyperplastique (Grazzi, Sexton) ; d'autres enfin, Toynbee, Ferreri... trouvent que les troubles apportés à l'ouïe par la sénilité sont dus à des lésions primitives de l'oreille moyenne, ou même d'une seule partie de l'oreille moyenne, la chaîne des osselets (Ferreri). Au milieu d'opinions si contradictoires, seule l'étude des diverses parties de l'organe auditif du vieillard, faite sur un grand nombre de pièces anatomiques, peut donner un jugement autorisé. Nous n'avons pas cherché à porter nos recherches sur l'oreille interne, craignant de nous heurter à des difficultés insurmontables; nous nous sommes borné à étudier particulièrement l'oreille moyenne et ensuite les cavités mastoïdiennes.

Examen anatomo-pathologique de cinquante-quatre temporaux de vieillards.

Technique. — Les recherches que nous présentons ont été faites sur cinquante-quatre temporaux de vieillards âgés de plus de soixante ans, morts dans les différents hospices ou hôpitaux de Paris, pendant les mois de mai, juin, juillet et août 1900. Ces rochers, enlevés au ciseau, le second jour post mortem, n'ont été placés dans aucun liquide, ce qui aurait modifié les tissus ; ceux qui n'ont pu être étudiés le jour même de leur ablation, l'ont été le lendemain après avoir été enveloppés de taffetas gommé et entourés de morceaux de glace pour prévenir l'altération. Nous avons suivi dans cette étude anatomique la technique indiquée par Politzer (Dissection anatomique et histologique de l'organe auditif de l'homme) et voici en quelques mots comment nous avons procédé :

Les parties molles qui recouvrent les différentes

faces des rochers sont enlevées. — Un spéculum introduit dans le méat auditif permet de juger à la lumière de l'aspect du conduit et de la membrane du tympan. Ablation à la pince coupante de la paroi antéro-inférieure du conduit jusqu'au niveau du tympan, dont il est alors facile d'apprécier de près et à la loupe les altérations. Ablation à la gouge petit à petit du tegmen tympani : examen de l'attique et appréciation à l'aide du stylet de la mobilité de l'articulation du marteau et de l'enclume. Perforation de la paroi supérieure du canal semi-circulaire supérieur pour juger de la mobilité de l'étrier dans la fenêtre ovale (c'est ce que nous appellerons par abréviation *épreuve de l'eau*) : la perforation est remplie à l'aide d'une goutte d'eau jusqu'à affleurement ; des mouvements sont imprimés à la chaîne des osselets ou directement à la longue branche de l'enclume et on cherche à voir à l'œil nu ou à la loupe si ces mouvements sont transmis au liquide du canal semi-circulaire. Le tympan est détaché, examen de la caisse. Le marteau et l'enclume sont enlevés pour juger de leur état. L'étrier est arraché de la fenêtre ovale dont on examine les contours. Ablation du toit de l'aditus et de l'antre à la pince coupante. Évaluation au compas mensurateur de la hauteur, de la largeur de l'antre et de la distance de l'antre à la corticale externe et à la paroi du sinus latéral. Enfin section transversale à la scie de la mastoïde.

Observations.

Voici les observations que nous avons pu faire sur chacun des temporaux que nous avons étudiés.

Observation I (73 ans).

Temporal droit.

Conduit auditif. — Bouchon de cérumen remplissant tout le conduit. Os tymporal très gros et présentant à sa partie inférieure et externe un tubercule saillant.

Tympan. — Couleur normale, translucide ; légèrement enfoncé ; manche du marteau très blanc, nettement délimité.

Caisse. — Ne contient aucune sécrétion ; articulation du marteau et de l'enclume mobile ; osselets normaux de forme ; étrier mobile dans la fenêtre ovale (épreuve de l'eau positive). La fenêtre ovale a des contours normaux.

Antre. — Grand ; hauteur 12 mill., largeur 6 mill. ; distant de 8 mill. de la corticale externe et de 5 mill. de la paroi du sinus latéral.

Ap. mastoïde. — Apophyse très pneumatique ; belles cellules jusqu'à la pointe ; corticale externe très épaisse, sauf au niveau de la rainure digastrique.

Temporal gauche.

Conduit. — Bouchon de cérumen volumineux.

Tympan. — Couleur normale ; très transparent.

Caisse. — Ne contient pas de sécrétion ; articulation du marteau et de l'enclume mobile ; osselets normaux ; pas de synéchies ; étrier mobile dans la fenêtre ovale (épreuve de l'eau positive) ; fenêtre ovale normale.

Antre. — Très grand : hauteur 12 mill., largeur 5 mill. ; distant de 8 mill. de la corticale externe et de 7 mill. de la paroi du sinus.

Ap. mastoïde. — Très pneumatique ; belles cellules jusqu'à la pointe ; cellules limitrophes du conduit nombreuses et petites ; corticale externe épaisse et dure ; à la partie postéro-supérieure de la mastoïde se trouve un groupe de grandes cellules, accolées à la paroi du sinus latéral, s'étendant jusqu'à la suture pariétale.

OBSERVATION II (61 ans).

Temporal gauche.

Conduit. — Bouchon de cérumen volumineux.

Tympan. — Enfoncé : courte apophyse du marteau

saillante ; le tiers antéro-inférieur du tympan est occupé par une large plaque blanchâtre, plaque calcaire comme le démontre une incision faite en son milieu avec la pointe d'un bistouri ; le reste de la membrane est de couleur à peu près normale, légèrement opaque.

Caisse. — Ne contient pas de sécrétion ; la muqueuse paraît normale ; les osselets (articulation du marteau et de l'enclume) sont englobés par des cordons et des ponts membraneux, transparents, d'apparence mucoïde : en avant ils forment une membrane continue qui réunit la partie supérieure des deux osselets au rebord du mur de la logette, en arrière, ce sont cinq ou six tractus qui relient les têtes ossiculaires à la paroi postérieure de la caisse ; l'articulation du marteau est peu mobile ; l'épreuve de l'eau pour la mobilité de l'étrier est positive ; la fenêtre ovale et l'étrier sont d'apparence et de forme normales.

Ap. mastoïde. — Pneumatique ; corticale externe très épaisse ; grandes cellules à la pointe ; cellules nombreuses et vastes à la partie postéro-inférieure, longeant le sinus et s'étendant sur l'occipital.

Antre. — Divisé en deux parties par une membrane transparente, mucoïde, attachée aux parois par des tractus nombreux ; l'antre est de moyennes dimensions : hauteur 7 mill., largeur 4 mill.

Temporal droit.

Conduit. — Cérumen volumineux et sec.

Tympan. — Couleur à peu près normale ; légère opacité d'un blanc bleuâtre sur toute son étendue.

Caisse. — Pas de sécrétion ; muqueuse normale ; les osselets sont peu mobiles, mais on ne retrouve pas ici les adhérences signalées dans la caisse gauche ; l'épreuve de l'eau positive montre que l'étrier est mobile ; la fenêtre ovale apparaît normale.

Ap. mastoïde. — Demi-pneumatique ; cellules moyennes à la pointe ; corticale externe remarquablement épaisse et dure, sauf à la rainure digastrique.

Antre. — Petit : hauteur 6 mill., largeur 4 mill. ; distant de la corticale externe de 15 mill. et de 5 mill. de la corticale interne.

OBSERVATION III (74 ans).

Temporal droit.

Conduit auditif. — Hypertrophie de l'os tympanal.

Tympan. — Aspect de lame de mica ; très translucide ; laisse voir nettement la longue branche de l'enclume.

Caissse. — Ne contient aucune sécrétion ; articulation du marteau et de l'enclume mobile ; osselets de forme normale, se séparant facilement les uns des autres ; étrier mobile dans la fenêtre ovale (épreuve de l'eau positive). La fenêtre ovale a des contours normaux.

Ap. mastoïde. — Diploïque ; seulement quelques petites cellules.

Antre. — Petit : hauteur 6 mill., largeur 4 mill. Distant de 15 mill. de la corticale externe et de 6 mill. de la paroi du sinus latéral.

Temporal gauche.

Conduit auditif. — Normal.

Tympan. — Très translucide comme celui du côté droit.

Caisse. — Ne contient pas de sécrétion ; articulation du marteau et de l'enclume mobile ; osselets de forme normale se séparant facilement les uns des autres ; étrier mobile dans la fenêtre ovale (épreuve de l'eau positive). Fenêtre ovale a des contours normaux.

Ap. mastoïde. — Pneumatique. Au-dessous de l'antre, groupe de cellules nombreuses et petites. Grande cellule à la pointe où la corticale est très mince dans la rainure digastrique. Groupe cellulaire à la partie postéro-supérieure, vers la suture pariétale, avoisinant le sinus.

Antre. — Assez grand ; hauteur 11 mill., largeur 5 mill. Distant de un centimètre de la corticale externe et de 1 mill. de la paroi du sinus latéral.

OBSERVATION IV (72 ans).

Temporal droit.

Conduit. — Normal.

Tympan. — D'un gris bleuâtre, légèrement opaque dans toute son étendue ; le manche du marteau s'y détache assez nettement.

Caisse. — Ne contient aucune sécrétion ; articulation du marteau et de l'enclume mobile ; osselets de forme normale.

L'étrier n'est pas mobile dans la fenêtre ovale (épreuve de l'eau négative).

Ap. mastoïde. — Complètement diploïque jusqu'à la pointe.

Antre. — Petit : hauteur et largeur 4 mill. Distant du sinus latéral de 6 mill. et de 12 mill. de la corticale externe.

Temporal gauche.

Conduit. — Normal.

Tympan. — D'un gris bleuâtre, légèrement opaque.

Caisse. — Ne contient aucune sécrétion ; articulation du marteau et de l'enclume mobile ; osselets normaux. L'étrier n'est pas mobile dans la fenêtre ovale (épreuve de l'eau négative).

Ap. mastoïde. — Entièrement diploïque jusqu'à la pointe.

Antre. — Petit : hauteur 4 mill., largeur 3 mill. ; Distant de la corticale externe de 11 mill. et de la paroi du sinus latéral de 6 mill.

Observation V (64 ans).

Temporal gauche.

Conduit. — Bouchon de cérumen volumineux et sec.

Tympan. — Aspect d'une pellicule, d'une lame de mica ; très translucide ; laisse apercevoir nettement la longue branche de l'enclume. Manche du marteau très blanc, à contours nets.

Caisse. — Ne contient aucune sécrétion ; articulation du marteau et de l'enclume mobile. La tête du marteau est réunie au mur de la logette par une membrane mince et transparente qui s'étend de chaque côté du ligament externe du marteau. L'étrier n'est pas mobile dans la fenêtre ovale (épreuve de l'eau négative). Aucune déformation des osselets dont on sépare facilement les surfaces articulaires.

L'étrier étant arraché, la fenêtre ovale montre des contours normaux.

Antre. — De dimensions moyennes : hauteur 9 mill., largeur 6 mill. ; distant de la corticale externe de 19 mill. et de 2 mill. de la paroi sinusale ; sillonné par deux tractus muqueux qui s'attachent à ses parois.

Ap. mastoïde. — Pneumatique ; grandes cellules le long de la paroi sinusale.

Temporal droit.

Conduit. — Bouchon de cérumen.

Tympan. — Gris blanchâtre, trouble ; manche du marteau sillonné de vaisseaux bien apparents qui lui donnent un reflet rouge.

Caisse. — Ne contient pas de sécrétion. Articulation du marteau et de l'enclume peu mobile. La tête du marteau est réunie à la paroi externe de l'attique par une sorte de membrane mucoïde transparente étalée de chaque côté du ligament externe. La courte branche de l'enclume est adhérente dans toute son étendue à la paroi postérieure de la caisse. L'étrier n'est pas mobile dans la fenêtre ovale (épreuve de l'eau négative) ; on arrive cependant à l'arracher de la fenêtre ovale qui paraît normale.

Ap. mastoïde. — Très pneumatique : belles cellules jusqu'à la pointe.

Antre. — Très spacieux : hauteur 13 mill., largeur 7 mill. Distant de 5 mill. seulement de la corticale externe et de 3 mill. de la paroi du sinus latéral.

Observation VI (78 ans).

Temporal droit.

Conduit. — Normal.

Tympan. — Couleur normale, transparent.

Caisse. — Ne contient pas de sécrétion. Articulation du marteau et de l'enclume peu mobile. Osselets normaux ; pas de synéchies. Etrier mobile dans la fenêtre ovale (épreuve de l'eau positive).

Ap. mastoïde. — Diploïque. Quelques petites cellules autour de l'antre.

Antre. — Petit : hauteur 5 mill., largeur 3 mill. Distant de la corticale externe de 10 mill. et de 5 mill. de la corticale interne.

Temporal gauche.

Conduit. — Normal.

Tympan. — Couleur et transparence normales.

Caisse. — Ne contient pas de sécrétion. Articulation du marteau et de l'enclume peu mobile. Aucune déformation des osselets. Etrier mobile dans la fenêtre ovale (épreuve de l'eau positive).

Apophyse mastoïde. — Diploïque. Quelques petites cellules autour de l'antre.

Antre. — Petit : hauteur 5 mill., largeur 3 mill. Distant de la corticale externe de 12 mill. et de 7 mill. de la paroi du sinus latéral.

OBSERVATION VII (62 ans).

Temporal gauche.

Conduit. — Normal.

Tympan. — Couleur et transparence normales, sauf à la périphérie où il présente une opacité périphérique circulaire d'un gris blanchâtre.

Caisse. — Ne renferme aucune sécrétion. Articulation du marteau et de l'enclume mobile. Osselets normaux. Etrier mobile dans la fenêtre ovale (épreuve de l'eau positive).

Ap. mastoïde. — Demi-pneumatique. Quelques belles cellules vers la pointe.

Cellules limitrophes du conduit nombreuses et petites.

Antre. — De dimensions moyennes : hauteur 5 mill., largeur 4 mill.

Distant de 9 mill. de la corticale externe et de 7 mill. de la paroi sinusale.

Temporal droit.

Conduit. — Normal.

Tympan. — Couleur et transparence normales ; présente comme le tympan gauche à la périphérie une opacité circulaire blanchâtre.

Caisse. — Ne contient pas de sécrétion. Articulation du marteau et de l'enclume mobile. Osselets normaux, pas de synéchies. Étrier mobile dans la fenêtre ovale (épreuve de l'eau positive). La fenêtre ovale a des contours normaux.

Ap. mastoïde — Diploïque. Groupe de petites cellules à la pointe. Corticale externe épaisse, sauf à la pointe dans la rainure digastrique.

Antre. — Petit ; contient six à sept filaments ténus, transparents, mucoïdes, tendus comme les fils d'une toile d'araignée. Hauteur 6 mill., largeur 4 mill. Distant de la corticale externe de 13 mill. et de la corticale interne de 7 mill.

OBSERVATION VIII (65 ans).

Temporal gauche.

Conduit. — Petit bouchon de cérumen.

Tympan. — Enfoncé, courte apophyse du marteau saillante. Couleur et transparence normales. Manche du marteau apparaît très blanc. Son extrémité est arrondie et augmentée de volume.

Caisse. — Ne contient pas de sécrétion. Plancher surélevé par le golfe de la jugulaire qui fait saillie dans la caisse ; la paroi en est très mince, transparente. Articulation du marteau et de l'enclume assez mobile. Osselets normaux, pas de synéchies. L'étrier n'est pas mobile (épreuve de l'eau négative).

Apophyse mastoïde. — Très pneumatique. Deux grandes cellules occupent la moitié inférieure de l'apophyse jusqu'à la pointe. Dans la rainure digastrique la corticale a l'épaisseur à peine d'un demi-millimètre. A l'angle postéro-supérieur de la mastoïde, près de la suture pariétale, se trouve une grande cellule attenant à la paroi sinusale.

Antre. — De dimensions moyennes : hauteur 5 mill., largeur 4 mill. ; distant de la corticale externe de 10 mill. et de la paroi sinusale de 5 mill.

Temporal droit.

Conduit. — Normal.

Tympan. — Enfoncé avec saillie de la courte apophyse du marteau ; couleur normale ; manche du marteau très blanc et à bords bien délimités.

Caisse. — Ne contient pas de sécrétion ; articulation du marteau et de l'enclume assez mobile ; osselets normaux ; pas de synéchies ; l'épreuve de l'eau n'a pu être faite, la paroi du promontoire s'étant fissurée.

Ap. mastoïde. — Pneumatique ; grandes cellules jusqu'à la pointe corticale externe très mince dans la rainure digastrique.

Antre. — Grand : hauteur 7 mill., largeur 6 mill.; distant de la corticale externe de 10 mill. et de la paroi du sinus latéral de 4 mill.

Observation IX (68 ans).

Temporal gauche.

Conduit. — Bouchon de cérumen volumineux ; os tympanal augmenté de volume.

Tympan. — Enfoncé ; il est dans toute son étendue d'une couleur trouble, gris blanchâtre, complètement opaque ; le manche du marteau saillant apparaît grossi et mal délimité.

Caisse. — Ne contient pas de sécrétion ; articulation du marteau et de l'enclume peu mobile ; osselets normaux, pas de synéchies ; l'étrier n'est pas mobile dans la fenêtre ovale (épreuve de l'eau négative).

Antre. — De dimensions moyennes : hauteur et largeur 5 mill. ; distant de 12 mill. de la corticale externe et de 5 mill. de la paroi du sinus latéral

Ap. mastoïde. — Demi-pneumatique ; corticale externe très épaisse et résistante ; cellules nombreuses le long de la paroi du sinus latéral.

Temporal droit.

Conduit. — Hypertrophie de l'os tympanal.

Tympan. — Enfoncé, d'un gris blanchâtre, trouble ; manche du marteau assez visible et blanc.

Caisse. — Ne contient aucune sécrétion ; articulation du marteau et de l'enclume peu mobile ; la tête du marteau et la longue branche de l'enclume sont reliées en arrière par des brides membraneuses résistantes à la paroi du promontoire et à l'aditus ; elles sont épaisses, grises, peu transparentes et couvrent le plancher de l'aditus ; l'étrier est inclus au milieu de ces brides ; elles remplissent l'intervalle compris entre ses deux branches et recouvrent la platine ; le sinus tympani n'est pas visible, il est entièrement caché par des ponts membraneux du même genre ; l'étrier n'est aucunement mobile dans la fenêtre ovale (l'épreuve de l'eau est négative).

Ap. mastoïde. — Demi-pneumatique ; corticale externe remarquablement épaisse et résistante ; deux grandes cellules occupent la partie médiane de l'apophyse ; à l'angle postéro-supérieur, se trouve une grande cellule attenant à la paroi du sinus.

Antre. — De moyennes dimensions : hauteur 7 mill., largeur 5 mill. ; distant de 11 mill. de la corticale externe et de 5 mill. de la paroi du sinus.

OBSERVATION X (60 ans).

Temporal droit.

Conduit. — Normal.

Tympan. — Enfoncé ; uniformément blanc bleuâtre, mat ; à la périphérie légère opacité blanchâtre circulaire ; manche du marteau blanc et apparent.

Caisse. — Ne contient pas de sécrétion ; articulation du marteau et de l'enclume peu mobile ; le tendon du muscle du marteau est inclus dans un pont membraneux transparent qui le double de chaque côté ; osselets normaux ; étrier mobile dans la fenêtre ovale (épreuve de l'eau positive).

Ap. Mastoïde. — Diploïque ; une seule grande cellule située au-dessous de l'antre.

Antre. — Petit : hauteur 5 millimètres, largeur 4 millimètres ; distant de 12 millimètres de la corticale externe et de 6 millimètres de la paroi du sinus latéral.

Une membrane mucoïde transparente divise l'antre en deux parties.

Temporal gauche.

Conduit. — Peau sèche; quelques plaques épidermiques détachées.

Tympan. — Couleur et transparence normales. Manche du marteau blanc.

Caisse. — Ne contient aucune sécrétion. Articulation du marteau et de l'enclume mobile. Osselets normaux; pas de synéchies. Etrier mobile dans la fenêtre ovale (épreuve de l'eau positive).

Ap. mastoïde. — Pneumatique, à grandes cellules. Corticale très épaisse et dure. La partie postérosupérieure de l'apophyse est occupée par un groupe de grandes cellules, en contact avec la paroi du sinus, s'étendant jusqu'aux sutures du pariétal et de l'occipital.

Antre. — Petit: hauteur et largeur 4 millimètres, distant de 13 millimètres de la corticale externe et de 8 millimètres de la paroi du sinus latéral.

OBSERVATION XI (93 ans).

Temporal droit.

Conduit. — Etroit. Os tympanal hypertrophié.

Tympan. — Enfoncé, d'un blanc bleuâtre trouble, avec une légère opacité blanchâtre, circulaire, à la périphérie. Le manche du marteau apparaît gris, jaunâtre avec des bords effacés; la région ombilicale est occupée par une large opacité jaunâtre. Trois petites plaques calcaires blanches sont situées à la partie antérieure du tympan.

Caisse. — Ne contient pas de sécrétion. Articulation du marteau et de l'enclume peu mobile. Un pont membraneux, mucoïde et transparent, s'étendant de chaque côté du ligament externe, unit la tête du marteau au mur de la logette. La petite branche de l'enclume jusqu'à l'articulation est unie par des brides de même nature aux parois de la caisse. L'étrier et la fenêtre ovale paraissent normaux mais l'étrier n'est pas mobile dans la fenêtre ovale (épreuve de l'eau négative). Les osselets n'ont subi aucune déformation.

Ap. mastoïde. — Pneumatique, pas de grandes cellules ; corticale mince à la pointe dans la rainure digastrique.

Antre. — Grand : hauteur 8 millimètres, largeur 7 millimètres ; distant de 10 millimètres de la corticale externe et de 4 millimètres de la paroi du sinus latéral.

Temporal gauche.

Conduit. — Etroit. Os tympanal hypertrophié.

Tympan. — Enfoncé, trouble, d'un gris bleuâtre, sauf à sa partie inférieure qui est occupée par une large plaque calcaire blanchâtre. Manche du marteau saillant, à bords mieux délimités que celui de l'autre côté.

Caisse. — Pas de sécrétion ; articulation du marteau et de l'enclume très peu mobile. Un pont membraneux mucoïde double comme de l'autre côté le ligament externe du marteau. Osselets normaux ; l'étrier n'est pas mobile dans la fenêtre ovale (épreuve de l'eau négative).

Ap. mastoïde. — Pneumatique ; cellules de dimensions moyennes.

Antre. — Grand : hauteur 7 mill., largeur 6 mill., distant de 10 mill. de la corticale externe et de 3 mill. de la paroi du sinus latéral.

OBSERVATION XII (65 ans).

Temporal droit.

Conduit. — Contient des squames épidermiques.

Tympan. — Couleur normale ; peu translucide. Manche du marteau très blanc et bien délimité.

Caisse. — Ne contient pas de sécrétion. Articulation du marteau et de l'enclume mobile ; osselets normaux de forme ; étrier uni par trois ou quatre petites brides à la partie voisine du promontoire et au rebord osseux qui le sépare du sinus tympani. Il n'est pas mobile dans la fenêtre ovale (épreuve de l'eau négative).

Ap. mastoïde. — Demi-pneumatique dans toute son étendue.

Antre. — Grand : hauteur et largeur 8 mill. ; distant de la corticale externe de 9 mill. et de 4 mill. de la paroi du sinus latéral.

Temporal gauche.

Conduit. — Normal.

Tympan. — Couleur normale, mais peu translucide ; manche du marteau blanc, bien apparent, à bords nets.

Caisse. — Ne contient pas de sécrétion ; articulation du marteau et de l'enclume mobile. Osselets normaux ; pas de synéchies ; étrier mobile dans la fenêtre ovale (épreuve de l'eau positive).

Ap. mastoïde. — Pneumatique dans sa partie supérieure ; diploïque dans toute sa moitié inférieure. Pas de cellules de pointe.

Antre. — Grand : hauteur 7 mill., largeur 6 mill.; distant de 9 mill. de la corticale externe et de 5 mill. de la paroi du sinus latéral.

OBSERVATION XIII (61 ans).

Temporal droit.

Conduit. — Normal.

Tympan. — Couleur et transparence normales.

Caisse. — Ne contient pas de sécrétion ; articulation du marteau et de l'enclume mobile ; osselets de forme normale ; pas de synéchies ; étrier mobile dans la fenêtre ovale (épreuve de l'eau positive).

Ap. mastoïde. — Demi pneumatique ; ne renferme que de petites cellules.

Antre. — De dimensions moyennes: hauteur et largeur 6 mill. ; distant de 10 mill. de la corticale externe et de 4 mill. de la paroi du sinus latéral.

Temporal gauche.

Conduit. — Bouchon de cérumen.

Tympan. — Enfoncé ; couleur et transparence normales.

Caisse. — Ne contient pas de sécrétion ; articulation du marteau et de l'enclume mobile ; osselets normaux, sans synéchies ; étrier mobile dans la fenêtre ovale (épreuve de l'eau positive).

Ap. mastoïde. — Pneumatique dans toute son étendue ; grandes cellules de pointe.

Antre. — Grand : hauteur 7 mill., largeur 6 mill.; distant de 9 mill. de la corticale externe et de 3 mill. de la paroi du sinus latéral.

OBSERVATION XIV (74 ans).

Temporal droit.

Conduit. — Os tympanal volumineux.

Tympan. — Trouble, d'un gris blanchâtre, surtout marqué à la périphérie sous forme d'une opacité circulaire très nette. L'opacité de la région ombilicale est agrandie et jaunâtre.

Caisse. — Ne contient pas de sécrétion ; articulation du marteau et de l'enclume très peu mobile ; les ligaments du marteau sont doublés de brides mucoïdes, surtout le ligament externe ; osselets normaux de forme. L'étrier n'est pas mobile dans la fenêtre ovale (épreuve de l'eau négative).

Ap. mastoïde. — Pneumatique ; grandes cellules à la pointe ; à la partie postérieure, entre la paroi du sinus latéral et la corticale externe, groupe de très grandes cellules qui se continuent en arrière du sinus jusqu'à l'occipital.

Antre. — Grand, s'étendant profondément en bas vers la pointe : hauteur 13 mill., largeur 4 mill. ; distant de 10 mill. de la corticale externe et de 6 mill. de la paroi du sinus latéral.

Temporal gauche.

Conduit. — Petit bouchon de cérumen et masses épidermiques. Os tympanal volumineux.

Tympan. — Enfoncé ; d'un gris blanchâtre. A la périphérie, opacité circulaire. Manche du marteau assez net et blanc.

Caisse. — Ne contient pas de sécrétion ; articulation du marteau et de l'enclume peu mobile. Tête du marteau enclavée dans sa partie antérieure par une membrane mucoïde transparente en demi-cercle l'unissant à la paroi externe de l'attique.

Les ligaments du marteau sont doublés de brides mucoïdes ; osselets normaux de forme ; l'étrier n'est pas mobile dans la fenêtre ovale (épreuve de l'eau négative).

Ap. mastoïde. — Pneumatique ; à grandes cellules ; corticale externe très mince dans la rainure digastrique.

Antre. — De dimensions moyennes : hauteur 5 mill., largeur 4 mill. ; distant de 12 mill. de la corticale externe et de 0 mill. de la paroi sinusale.

Il communique largement à sa partie inférieure avec un groupe de grandes cellules qui vont en bas jusqu'à la pointe et en arrière jusqu'à la paroi du sinus latéral.

Observation XV (78 ans).

Temporal gauche.

Conduit. — Os tympanal volumineux.

Tympan. — Enfoncé, courte apophyse du marteau très saillante. Couleur et transparence normales, sauf à la région ombilicale. Manche du marteau jaunâtre, avec grossissement apparent ; son extrémité se confond avec une vaste opacité ombilicale également jaunâtre.

Caisse. — Ne contient pas de sécrétion. Articulation du marteau et de l'enclume assez mobile. Les deux osselets ne présentent pas de synéchies, mais ils sont déformés par une atrophie notable, surtout marquée au manche du marteau et à la longue branche de l'enclume qui est filiforme et rugueuse. L'étrier a conservé sa forme, mais il n'est pas mobile dans la fenêtre ovale (épreuve de l'eau négative).

Ap. mastoïde — Pneumatique. A la partie postéro-supérieure de la mastoïde vers le pariétal, se trouve une grande cellule accolée à la paroi du sinus et distante de 9 mill. de l'antre.

Antre. — De grandes dimensions : hauteur 9 mill., largeur 4 mill. ; distant de 11 mill. de la corticale externe et de 3 mill. de la paroi sinusale.

Temporal droit.

Conduit. — Bouchon de cérumen. Hypertrophie de l'os tympanal.

Tympan. — Couleur normale, assez transparent,

sauf à la périphérie qui présente une opacité circulaire blanchâtre. Manche du marteau jaunâtre avec des bords mal délimités et un grossissement apparent. Large opacité ombilicale.

Caisse. — Ne contient pas de sécrétion. Articulation du marteau et de l'enclume mobile. Le manche du marteau est atrophié comme de l'autre côté; l'enclume est normale de forme. L'étrier n'est pas mobile dans la fenêtre ovale (épreuve de l'eau négative).

Ap. mastoïde. — Pneumatique : corticale externe peu épaisse. Grandes cellules de pointe. A la partie postéro-supérieure de la mastoïde, se trouve une vaste cellule, attenante à la paroi sinusale; elle est séparée de l'antre par une épaisseur de 8 mill. de tissu osseux demi-diploïque. A la partie postéro-inférieure, groupe de belles cellules présinusales allant jusqu'à l'occipital.

Antre. — De grandes dimensions : hauteur 9 mill., largeur 6 mill., distant de 10 mill. de la corticale externe et de 4 mill. du sinus latéral.

OBSERVATION XVI (61 ans).

Temporal gauche.

Conduit. — Bouchon de cérumen.

Tympan. — Couleur et transparence normales, sauf à la région ombilicale occupée par une opacité jaunâtre qui donne à l'extrémité du manche du marteau la forme d'une circonférence.

Caisse. — Ne contient pas de sécrétion. Articulation du marteau et de l'enclume assez mobile. Quelques brides mucoïdes unissent la tête du marteau et celle de l'enclume aux parois de l'attique et se continuent dans l'antre en une sorte de membrane qui le divise en deux parties. Osselets de formes normales. Etrier mobile dans la fenêtre ovale (épreuve de l'eau positive).

Ap. mastoïde. — Demi-pneumatique. Grande cellule de pointe.

Antre. — Petit : hauteur 5 mill., largeur 4 mill. ; distant de la corticale externe de 11 mill. et de 4 mill. de la paroi du sinus latéral.

Temporal droit.

Conduit. — Bouchon de cérumen.

Tympan. — Couleur et transparence normales. Manche du marteau jaunâtre, avec grossissement apparent et bords mal délimités; il se termine à l'ombilic dans une opacité circulaire jaunâtre.

Caisse. — Articulation du marteau et de l'enclume mobile. Le tendon du muscle du marteau est doublé d'un pont membraneux mucoïde. Osselets normaux de forme. Etrier mobile dans la fenêtre ovale (épreuve de l'eau positive).

Ap. mastoïde. — Demi-pneumatique. Groupe de grandes cellules à la pointe ; corticale très mince dans la rainure digastrique. Groupe de belles cellules à la partie postéro-inférieure de l'antre, accolées à la paroi du sinus latéral et allant jusqu'à la suture de l'occipital.

Antre. — Petit : hauteur 5 mill., largeur 4 mill. ; distant de 13 mill. de la corticale externe et de 6 mill. de la paroi du sinus latéral.

Observation XVII (84 ans).

Temporal droit.

Conduit. — Très rétréci, permet à peine dans sa partie moyenne le passage d'une sonde cannelée. Peau du conduit couverte jusque près du tympan de poils nombreux et petits. Os tympanal très hypertrophié.

Tympan. — Enfoncé, d'un gris blanchâtre, présente à la périphérie une opacité circulaire très marquée surtout en avant. Manche du marteau peu apparent.

Caisse. — Ne contient aucune sécrétion. L'articulation du marteau et de l'enclume n'est pas mobile, mais les surfaces articulaires se séparent facilement. Des brides mucoïdes doublent le tendon du muscle du marteau. Les osselets sont de formes normales. L'étrier n'est pas mobile dans la fenêtre ovale (épreuve de l'eau négative).

Ap. mastoïde. — Très pneumatique. Grande cellule à la pointe où la corticale est très mince au niveau de la rainure digastrique.

Antre. — Grand : hauteur 10 mill., largeur 6 mill.; distant de 8 mill. de la corticale externe et de 4 mill. de la paroi du sinus latéral. Communique très largement à sa partie inférieure avec de grandes cellules.

Temporal gauche.

Conduit. — Très étroit surtout à sa partie moyenne. Os tympanal volumineux.

Tympan. — Enfoncé, d'un gris blanchâtre avec opacité périphérique marquée.

Caisse. — Ne contient aucune sécrétion ; l'articulation du marteau et de l'enclume n'est pas mobile ; osselets de formes normales, sans synéchies ; l'étrier n'est pas mobile dans la fenêtre ovale (épreuve de l'eau négative). On peut l'arracher de la fenêtre ovale dont les contours sont normaux.

Ap. mastoïde. — Pneumatique : groupe de grandes cellules s'étendant en arrière jusqu'au sinus latéral ; corticale externe très épaisse.

Antre. — Grand : hauteur 8 mill., largeur 5 mill.; distant de la corticale externe de 11 mill. et de 5 mill. de la paroi du sinus latéral.

OBSERVATION XVIII (86 ans).

Temporal droit.

Conduit. — Normal.

Tympan. — D'un blanc bleuâtre, opaque dans toute son étendue ; manche du marteau à peine visible.

Caisse. — Ne contient pas de sécrétion ; articulation du marteau et de l'enclume n'est pas mobile ; on peut séparer assez facilement leurs surfaces articulaires ; osselets normaux de forme ; étrier légèrement mobile dans la fenêtre ovale (épreuve de l'eau positive, bien que d'une façon à peine appréciable).

Ap. mastoïde. — Entièrement diploïque, éburnée jusqu'à la pointe.

Antre. — Petit : hauteur et largeur 4 mill. ; distant

de la corticale externe de 14 mill. et de 5 mill. de la paroi du sinus latéral.

Temporal gauche.

Conduit. — Petit bouchon de cérumen.

Tympan. — D'un blanc bleuâtre, opaque avec deux petites plaques calcaires blanchâtres à la partie inférieure.

Caisse. — Ne contient pas de sécrétion ; articulation du marteau et de l'enclume non mobile ; les surfaces articulaires peuvent cependant être séparées facilement ; le marteau est de forme normale ; la longue branche de l'enclume est très atrophiée, filiforme ; elle est soudée à l'étrier, il est impossible de l'en séparer ; en l'essayant, elle se casse en son milieu ; l'étrier est mobile dans la fenêtre ovale, bien que d'une façon à peine perceptible (épreuve de l'eau positive).

Ap. mastoïde. — Diploïque : seulement trois ou quatre petites cellules autour de l'antre ; pas de cellules de pointe.

Antre. — De dimensions moyennes : hauteur 9 mill., largeur 3 mill. ; distant de la corticale externe de 9 mill. et de 5 mill. de la paroi du sinus.

OBSERVATION XIX (65 ans).

Temporal gauche.

Conduit. — Bouchon de cérumen volumineux.

Tympan. — Couleur et transparence normales ; légèrement enfoncé.

Caisse. — Ne contient pas de sécrétion ; articulation du marteau et de l'enclume mobile ; osselets normaux ; pas de synéchies ; étrier mobile dans la fenêtre ovale (épreuve de l'eau positive).

Ap. mastoïde. — Demi-pneumatique ; corticale externe remarquablement épaisse (8 mill.) ; grandes cellules à la pointe où la corticale s'amincit ; à la partie postéro-supérieure, groupe de vastes cellules avoisinant le sinus et s'étendant dans la direction de la suture pariétale ; elles sont séparées de l'antre par une épaisseur de 6 à 7 mill. de tissu osseux presque diploïque.

Antre. — Petit : hauteur et largeur 5 mill. ; distant de la corticale externe de 10 mill. et de 15 mill. de la paroi du sinus latéral.

Temporal droit.

Conduit. — Contient des débris épidermiques et du pus concrété.

Tympan. — Est complètement détruit, sauf à la partie supérieure où il reste une petite partie périphérique épaissie en forme de croissant.

Caisse. — Est remplie de fongosités rouges, molles et friables, se détachant facilement de la paroi interne, à laquelle elles sont attachées pour la plupart ; elles sont recouvertes en partie d'un magma grisâtre semi-liquide ; le marteau et l'enclume n'existent plus ; l'étrier seul persiste recouvert par ces bourgeons ; il n'est pas mobile dans la fenêtre ovale (épreuve de l'eau négative).

Ap. mastoïde. — Éburnée : quelques petites cellules à la pointe ; à la partie postéro-supérieure, près de la suture pariétale, on trouve une grande cellule séparée de la dure-mère par une corticale très mince ; elle est distante de 12 mill. de l'antre dont elle est séparée par un tissu osseux éburné.

Antre. — L'aditus et l'antre sont comme la caisse remplis de fongosités rouges et molles ; l'antre est petit : hauteur 4 mill., largeur 3 mill. ; distant de la corticale externe de 11 mill. et de 9 mill. de la paroi du sinus.

OBSERVATION XX (70 ans).

Temporal gauche.

Conduit — Normal.

Tympan. — D'un blanc bleuâtre, opaque dans toute son étendue. Le manche du marteau présente un grossissement apparent et a des bords mal délimités.

Caisse. — Ne contient aucune sécrétion ; articulation du marteau et de l'enclume assez mobile ; osselets de forme normale ; pas de synéchies ; étrier mobile dans la fenêtre ovale (épreuve de l'eau positive).

Ap. mastoïde. — Pneumatique dans toute son étendue ; pas de grandes cellules.

Antre. — De dimensions moyennes : hauteur 7 mill., largeur 5 mill. ; distant de 10 mill. de la corticale externe et de 6 mill. de la paroi du sinus latéral.

Temporal droit.

Conduit. — Normal.

Tympan. — Blanc bleuâtre, opaque dans toute son étendue, avec manche du marteau peu net et paraissant grossi.

Caisse. — Ne contient pas de sécrétion ; articulation du marteau et de l'enclume mobile ; osselets de forme normale, sans synéchies ; étrier mobile dans la fenêtre ovale (épreuve de l'eau positive).

Ap. mastoïde. — Demi-pneumatique ; quelques belles cellules à la pointe.

Antre. — De dimensions moyennes : hauteur et largeur 6 millimètres ; distant de 11 millimètres de la corticale externe, et de 5 millimètres de la paroi sinusale.

OBSERVATION XXI (86 ans).

Temporal droit.

Conduit. — Petit bouchon de cérumen.

Tympan. — Enfoncé avec saillie notable de la courte apophyse du marteau. Large opacité ombilicale blanchâtre et opacité périphérique circulaire de même couleur.

Caisse. — Ne contient pas de secrétion. L'articulation du marteau et de l'enclume n'est pas mobile. La tête du marteau est enclavée dans un pont membraneux mucoïde et transparent qui l'unit à la paroi externe de l'attique. L'étrier n'est pas mobile dans la fenêtre ovale (épreuve de l'eau négative). Aucune déformation des osselets.

Antre. — De dimensions moyennes : hauteur 8 millimètres, largeur 6 millimètres ; distant de 7 millimètres de la corticale externe et de 8 millimètres de la paroi sinusale.

Ap. mastoïde. — Diploïque, sauf à la partie postéro-supérieure, vers le pariétal, où se trouvent deux grandes cellules en contact avec la paroi du sinus ; elles sont séparées de l'antre par une épaisseur de 3 millimètres environ d'os diploïque.

Temporal gauche.

Conduit. — Normal.

Tympan. — Enfoncé, courte apophyse du marteau saillante ; à l'ombilic, opacité arrondie d'un blanc laiteux. A la périphérie opacité circulaire blanchâtre qui apparaît très nettement.

Caisse. — Ne contient pas de sécrétion. L'articulation du marteau et de l'enclume n'est pas mobile. Le tendon du muscle du marteau est doublé de chaque côté par une membrane mucoïde et transparente, tendue à travers la partie antérieure de la caisse. Les osselets sont normaux de forme. L'étrier est légèrement mobile dans la fenêtre ovale (épreuve de l'eau positive).

Antre. — De dimensions moyennes : hauteur 7 millimètres, largeur 6 millimètres ; distant de la corticale externe de 7 millimètres et de 9 millimètres de la paroi du sinus latéral.

Ap. mastoïde. — Pneumatique. Grandes cellules

au centre et à la pointe. A la partie postéro-supérieure, près de la suture pariétale, se trouve un groupe de belles cellules, avoisinant la paroi du sinus ; elles sont séparées de l'antre par une épaisseur de 5 millimètres d'os demi-diploïque. Corticale externe épaisse et résistante.

OBSERVATION XXII (77 ans.

Temporal gauche.

Conduit. — Normal.

Tympan. — Enfoncé avec saillie notable de la courte apophyse du marteau. Manche du marteau jaune, très apparent, à bords bien délimités. Opacité ombilicale et opacité circulaire blanchâtre à la périphérie.

Caisse. — Ne contient pas de sécrétion. L'articulation du marteau et de l'enclume est très peu mobile. Osselets normaux de forme ; pas de synéchies. Etrier très légèrement mobile dans la fenêtre ovale (épreuve de l'eau positive, mais d'une façon à peine appréciable).

Antre. — Petit ; hauteur 5 millimètres, largeur 3 millimètres ; distant de la corticale externe de 9 millimètres et de 4 millimètres de la paroi du sinus latéral.

Ap. mastoïde. — Pneumatique à petites cellules.

Temporal droit.

Conduit. — Bouchon de cérumen.

Tympan. — De couleur normale ; à l'ombilic et à

la périphérie opacités blanchâtres. Manche de marteau net, bien apparent, de couleur jaunâtre.

Caisse. — Ne contient pas de sécrétion. Articulation du marteau et de l'enclume très peu mobile. Aucune déformation des osselets; pas de synéchies. L'étrier est mobile dans la fenêtre ovale (épreuve de l'eau positive, d'une façon à peine perceptible).

Antre. — Grand : hauteur 9 millimètres, largeur 5 millimètres ; distant de 8 millimètres de la corticale externe et de 4 millimètres de la paroi du sinus latéral.

Ap. mastoïde. — Pneumatique : cellules de dimensions moyennes. Corticale externe épaisse, sauf au niveau de la pointe.

OBSERVATION XXIII (67 ans).

Temporal gauche.

Conduit. — Étroit.

Tympan. — Couleur et transparence normales. Manche de marteau apparent, à bords bien délimités.

Caisse. — Ne contient aucune sécrétion. Articulation du marteau et de l'enclume mobile. Osselets de formes normales ; pas de synéchies. Étrier mobile dans la fenêtre ovale (épreuve de l'eau positive).

Antre. — De dimensions moyennes : hauteur 5 millimètres, largeur 5 millimètres ; distant de 9 millimètres de la corticale externe et de 6 millimètres de la paroi du sinus latéral. Le toit de l'antre est très mince.

Ap. mastoïde. — Pneumatique dans toute son étendue. Les cellules sont nombreuses et petites sauf à la pointe où se trouve une grande cellule. Corticale externe épaisse et résistante.

Temporal droit.

Conduit. — Etroit.

Tympan. — Couleur et transparence normales. Manche du marteau bien délimité. On aperçoit par transparence la longue branche de l'enclume.

Caisse. — Ne contient aucune sécrétion. Articulation du marteau et de l'enclume mobile. Aucune déformation des osselets ; pas de synéchies. Etrier mobile dans la fenêtre ovale (épreuve de l'eau positive).

Antre. — Petit : hauteur et largeur 4 millimètres ; distant de la corticale externe de 10 millimètres et de 9 millimètres de la paroi du sinus latéral. Toit de l'antre très mince.

Ap. mastoïde. — Très pneumatique. A la partie postéro-supérieure, entre l'antre et le sinus latéral, groupe de trois ou quatre vastes cellules. Grande cellule de pointe.

OBSERVATION XXIV (68 ans).

Temporal droit,

Conduit. — Petit bouchon de cérumen et de débris épidermiques. L'épine de Henle est très saillante.

Tympan. — Enfoncé, de couleur normale, sauf à la périphérie qui est marquée par une opacité blanchâtre. L'extrémité du manche du marteau parait arrondie à cause d'une opacité ombilicale.

Caisse. — Ne contient pas de sécrétion. L'articulation du marteau et de l'enclume est peu mobile. La partie supérieure des deux osselets est unie aux parois interne et externe de l'attique par des ponts membraneux, mucoïdes, formant une nappe presque continue; à la partie postérieure seulement on trouve un petit orifice de communication avec le reste de la caisse. Osselets normaux de forme. Etrier mobile dans la fenêtre ovale, mais d'une façon à peine perceptible (épreuve de l'eau positive).

Antre. — Grand : hauteur 8 mill., largeur 5 mill., distant de la corticale externe 12 mill., et de 4 mill. de la paroi du sinus; il communique largement avec les cellules inférieures.

Ap. mastoïde. — La moitié supérieure est diploïque ; dans la moitié inférieure, on trouve deux très grandes cellules, communiquant entre elles, qui occupent toute la pointe, où la corticale est très mince, surtout dans la rainure digastrique. Ces cellules se continuent en arrière vers l'occipital et sont accolées à la paroi du sinus latéral.

Temporal gauche.

Conduit. — Epine de Henle anormalement développée, se détache sous forme d'une pyramide de six millimètres de hauteur.

Tympan. — Couleur et transparence normales,

sauf à l'ombilic et à la périphérie qui sont marqués par des opacités blanchâtres.

Caisse. — Ne contient pas de sécrétion. Articulation du marteau et de l'enclume très peu mobile. Osselets normaux, pas de synéchies. Etrier à peine mobile dans la fenêtre ovale (épreuve de l'eau positive).

Antre. — Grand : hauteur 8 mill., largeur 4 mill.; distant de la corticale externe de 9 mill. et de 6 mill. de la paroi du sinus latéral.

Ap. mastoïde. — Diploïque. Une seule cellule mastoïdienne inférieure et contiguë à l'antre. Pas de cellules de pointe. Au-dessus de l'antre, cellules squameuses, nombreuses et bien développées.

Observation XXV (82 ans).

Temporal droit.

Conduit. — Normal.

Tympan. — D'un blanc bleuâtre, mais de transparence presque normale. Le manche du marteau présente un grossissement apparent; ses bords sont mal délimités; il est sillonné de vaisseaux qui lui donnent un reflet rouge. A la périphérie opacité circulaire blanchâtre.

Caisse. — Ne contient pas de sécrétion. Articulation du marteau et de l'enclume tout à fait immobile. Ponts membraneux multiples, unissant la tête du marteau et l'articulation à la paroi supérieure de l'attique. La petite branche de l'enclume est de même unie à la paroi du promontoire et à l'aditus par des brides membraneuses de même sorte et continuant lès précédentes. Le tendon du muscle du marteau est doublé d'un large pont mucoïde qui comme lui traverse la caisse. Le manche du marteau est légèrement atrophié et rugueux. L'étrier est mobile dans la fenêtre ovale (épreuve de l'eau positive).

Antre. — Petit : hauteur et largeur 5 mill. ; distant de 12 mill. de la corticale externe et de 10 mill. de la paroi du sinus.

Ap. mastoïde. — Diploïque. Quelques petites cellules à la pointe. A la partie postéro-inférieure se trouve un groupe de belles cellules longeant la paroi du sinus latéral jusqu'au golfe de la jugulaire.

Temporal gauche

Conduit. — Normal.

Tympan. — Enfoncé, courte apophyse du marteau saillante, d'un blanc bleuâtre, avec légère opacité blanchâtre à la périphérie. Manche du marteau mal délimité, présentant un grossissement apparent; sillonné de vaisseaux qui se dessinent nettement.

Caisse. — Ne contient pas de sécrétion. Articulation du marteau et de l'enclume peu mobile. Des ponts membraneux, mucoïdes, s'étendent entre la tête du marteau, les parois supérieure et antérieure de l'attique et le tendon du muscle marteau. L'étrier n'est pas mobile dans la fenêtre ovale (épreuve de l'eau négative). Aucune atrophie des osselets; le pourtour de la fenêtre ovale, l'étrier étant arraché, apparaît normal.

Antre. — De dimensions moyennes : hauteur 7 mill.,

largeur 5 mill. ; distant de la corticale externe de 10 mill. et de 7 mill. de la paroi du sinus latéral.

Apophyse mastoïde. — Pneumatique. Assez belles cellules à la pointe.

Observation XXVI (72 ans).

Temporal droit.

Conduit. — Normal.

Tympan. — D'un gris blanchâtre uniformément, complètement opaque dans toute son étendue.

Caisse. — Ne contient aucune sécrétion. Articulation du marteau et de l'enclume peu mobile. Un pont membraneux mucoïde double de chaque côté le tendon du muscle du marteau. Osselets de forme normale. Étrier mobile dans la fenêtre ovale (épreuve de l'eau positive).

Antre. — Grand ; hauteur 8 mill., largeur 6 mill. ; distant de 9 mill. de la corticale externe et de 6 mill. de la paroi du sinus latéral.

Ap. mastoïde. — Pneumatique. Grandes cellules à la pointe.

Observation XXVII (76 ans).

Temporal droit.

Conduit. — Bouchon de cérumen. Conduit très étroit. Os tympanal augmenté de volume.

Tympan. — Opacité ombilicale et opacité périphérique blanchâtres très nettes. Manche du marteau présentant un grossissement apparent.

Caisse. — Ne contient pas de sécrétion. Articulation du marteau et de l'enclume peu mobile. Osselets normaux de forme, pas de synéchies. L'étrier n'est pas mobile dans la fenêtre ovale (épreuve de l'eau négative).

Antre. — Il est traversé par de nombreux filaments mucoïdes. De grandes dimensions, hauteur 9 mill., largeur 5 mill., distant de 10 mill. de la corticale externe et de 4 mill. du sinus latéral.

Ap. mastoïde. — Pneumatique ; à petites cellules.

Observation XXVIII (69 ans).

Temporal gauche.

Conduit. — Normal.

Tympan. — Opacités partielles blanchâtres ne laissant que deux petites zones en avant et en arrière de transparence normale ; elles se détachent en taches sombres sur le reste de la membrane.

Caisse. — Ne contient pas de sécrétion. L'articulation du marteau et de l'enclume n'est pas mobile. Ces ponts membraneux grisâtres, résistants, unissent la partie supérieure des deux osselets aux parois supérieure, externe et interne de l'attique, ainsi qu'à celles de l'aditus ; la grande branche de l'enclume elle aussi est unie à la paroi interne de la caisse par des brides de même genre ; l'étrier en est recouvert et a perdu toute mobilité (épreuve de l'eau négative) ; il est impossible de l'arracher de la fenêtre ovale sans le briser.

Antre. — De dimensions moyennes : hauteur et largeur 6 mill., distant de la corticale externe de 11 mill. et de 5 mill. de la paroi du sinus.

Ap. mastoïde. — Pneumatique. Grandes cellules de pointe. Corticale externe mince dans la rainure digastrique.

Temporal droit.

Conduit. — Normal.

Tympan. — D'un gris blanchâtre, complètement opaque, notablement épaissi.

Caisse. — Ne contient pas de sécrétion. L'articulation du marteau et de l'enclume n'est pas mobile. Elle est enclavée dans des ponts membraneux épais, grisâtres, qui s'attachent aux parois de la caisse et de l'aditus, continus avec une nappe membraneuse de même nature qui s'étend dans l'antre. Osselets de formes normales. Des brides nombreuses unissent l'étrier au pourtour de la fenêtre ovale. L'étrier n'est pas mobile, il est impossible de le séparer de la fenêtre ovale sans le briser (épreuve de l'eau négative).

Antre. — De dimensions moyennes ; tapissé de membranes mucoïdes. Hauteur 7 mill., largeur 6 mill., distant de 10 mill. de la corticale externe et de 4 mill. de la paroi du sinus latéral.

Ap. mastoïde. — Pneumatique dans toute son étendue ; pas de grandes cellules. Corticale externe épaisse et résistante.

Altérations du conduit auditif et de l'oreille moyenne chez le vieillard.

Sur les cinquante-quatre temporaux que nous avons examinés, nous voyons que douze fois seulement nous avons trouvé l'oreille moyenne saine (1er groupe), quatorze fois elle présentait des altérations légères (2e groupe) et vingt-huit fois des altérations graves (3e groupe), capables d'affaiblir considérablement l'ouïe.

Dans le premier groupe, les rochers appartenaient à des vieillards âgés de 73 ans (Obs. I), 61 ans (Obs. II), 62 ans (Obs. VII), 65 ans (Obs. XII), 61 ans (Obs. XIII), 61 ans (Obs. XVI), 65 ans (Obs. XXII), 67 ans (Obs. XXIII). Soit une moyenne d'âge de 65 ans.

Dans le second groupe, les temporaux présentant des altérations légères appartiennent à des vieillards de 74 ans (Obs. III), 78 ans (Obs. VI), 61 ans (Obs. X), 61 ans (Obs. XVI), 70 ans (Obs. XX), 77 ans

(Obs. XXII), 68 ans (Obs. XXIV). La moyenne d'âge est ici de 70 ans.

Le troisième groupe, le plus important, renferme les temporaux de vieillards âgés de 60 ans (Obs. II), 74 ans (Obs. III), 72 ans (Obs. IV), 64 ans (Obs. V), 68 ans (Obs. VIII), 68 ans (Obs. IX), 93 ans (Obs. XI), 66 ans (Obs. XII), 74 ans (Obs. XIV), 78 ans (Obs. XV), 84 ans (Obs. XVII), 86 ans (Obs. XVIII), 65 ans (Obs. XIX), 86 ans (Obs. XXI), 82 ans (Obs. XXV). Soit une moyenne d'âge de 75 ans. Les troubles morbides que présentent les oreilles moyennes des temporaux de ce groupe et que nous considérons comme des altérations graves au point de vue de l'audition sont : l'ankylose de l'articulation du marteau et de l'enclume, l'ankylose de l'étrier dans la fenêtre ovale, les synéchies, l'atrophie des osselets. Sur certains de ces temporaux nous avons trouvé plusieurs de ces lésions concomitantes, d'autres n'en présentaient qu'une seule.

Nous voyons donc, qu'en considérant l'ensemble des cas, les altérations de l'oreille moyenne augmentent notablement avec les progrès de l'âge : sur les temporaux de vieillards âgés de 80 ans et plus, nous n'avons pas une seule fois rencontré l'oreille moyenne normale. Il est également intéressant de remarquer qu'assez souvent les altérations d'un côté ne sont pas les mêmes que celles de l'autre, c'est-à-dire que tandis qu'une oreille moyenne est saine ou légèrement affectée, celle de l'autre côté peut être gravement atteinte : sur les vingt-huit vieillards dont nous avons eu les temporaux, cinq présentaient cette inégalité des altérations auditives. Ferreri qui a examiné les oreilles et pris l'audition de 201 vieillards a trouvé que dans plus de la moitié des cas, il y avait une différence de l'audition par voie osseuse comme par voie aérienne entre les deux oreilles et que douze fois le diapason par voie aérienne n'était entendu que d'un seul côté.

Examinons maintenant les unes après les autres les altérations que nous avons observées dans chacune des parties de l'organe :

Conduit auditif. — De ce côté, la première chose à signaler est la fréquence relative des *bouchons de cérumen*. Quatre fois nous avons trouvé le conduit obstrué par des bouchons de cérumen des deux côtés et sept fois d'un seul côté, ce qui fait une moyenne de 26 %. Ces bouchons de cérumen étaient pour la plupart volumineux, durs et secs ; quelques-uns étaient formés en partie de squames épidermiques. Cette fréquence du bouchon de cérumen chez les vieillards a d'ailleurs été signalée. Ferreri a trouvé sur les 201 vieillards qu'il a examinés 36 fois des bouchons bilatéraux et 50 fois unilatéraux.

Dans beaucoup de cas nous avons constaté une *hypertrophie notable de l'os de la gouttière tympa-*

nale surtout dans sa partie externe. Sur le temporal droit d'un vieillard de 73 ans (Obs. I), cette hypertrophie était très marquée sous forme d'un tubercule saillant. Cette modification de l'os tympanal n'est peut-être pas étrangère à l'étroitesse du conduit qui semble exister chez beaucoup de vieillards ; sur les deux temporaux d'une femme de 84 ans (Obs. XVII) sur lesquels nous avons constaté une hypertrophie marquée de l'os tympanal, le calibre du conduit était réduit au point d'admettre juste le passage de la sonde cannelée.

La *peau du conduit* chez les vieillards présente souvent des modifications. Dans nombre de cas, elle est comme relâchée ; l'orifice externe du conduit est parfois complètement oblitéré par suite de l'affaissement de la paroi cutanée postérieure sur l'antérieure. Plusieurs fois nous avons trouvé la peau du conduit atteinte d'eczéma sec, recouverte de lamelles épidermiques détachées.

L'épine de Henle ne présente guère de modifications : cependant sur un vieillard de 68 ans, nous l'avons trouvée des deux côtés anormalement développée, formant une saillie conique d'environ cinq millimètres de hauteur.

Tympan. — Sur un seul des 54 temporaux examinés nous avons trouvé le tympan détruit par la suppuration (Obs. XIX, 65 ans), les osselets également manquaient ; la caisse, l'aditus et l'antre étaient remplis de fongosités ; le tissu osseux péri-antralétait éburné.

Bien rarement la membrane présente un aspect normal : quatorze fois seulement, soit dans 28 % des cas, elle nous a paru tout à fait saine. La couleur et la transparence de la grande majorité des tympans examinés sont modifiées ; les plus fréquentes de ces altérations sont des opacités qu'on peut diviser en deux catégories : 1° *opacités partielles*; 2° *opacités diffuses*, étendues à toute la membrane.

Les *opacités partielles* ont deux sièges de prédilection : la périphérie du tympan et la région ombilicale. Les *opacités ombilicales* sont jaunâtres ou blanchâtres, circulaires mais à bords incertains ; au milieu d'elles se perd le manche du marteau qui prend ainsi la forme d'une haltère. Non moins fréquentes sont, à la périphérie, les *opacités marginales*, d'un gris blanchâtre, analogues à celles qui sont signalées sur certains tympans scléreux et qui ont été comparées à l'arc sénile de la cornée. Dans nombre de cas en même temps, le manche du marteau apparait grossi, ses bords sont mal délimités ; ce grossissement n'est d'ailleurs qu'apparent, car si on arrache le marteau, on constate qu'il a conservé sa forme. En dehors de ces opacités, le reste de la membrane peut avoir une couleur et une transparence normales.

Aussi nombreuses que les opacités partielles sont les *opacités diffuses*, étendues à toute la surface du tympan : elle apparaît alors trouble, généralement d'un blanc bleuâtre, souvent aussi d'un blanc grisâtre, épaissie, laissant à peine deviner le manche du marteau ; dans 30 % des cas nous l'avons trouvée telle ; dans huit de ces observations l'opacité était complète.

Trois des tympans examinés présentaient des *plaques calcaires* : le tympan gauche d'un vieillard de 61 ans (Obs. II) portait une vaste plaque calcaire blanchâtre et épaisse à sa partie inférieure ; chez un vieillard de 93 ans (Obs. XI) le tympan droit présentait à la partie antérieure trois petites plaques calcaires et le tympan gauche une large plaque qui occupait tout le tiers inférieur.

Enfin, dans des cas rares, la transparence de la membrane se trouve augmentée au point de permettre de distinguer nettement la longue apophyse de l'enclume ; elle est atrophiée, amincie, a l'aspect de la pellicule de l'œuf. Le manche du marteau apparaît très blanc, à bords nets, avec parfois de petites rugosités ; ces modifications qu'on rencontre aussi dans la sclérose, résulteraient de troubles de nutrition du cartilage glénoïde qui recouvre le manche du marteau (Schwartze, p. 297, tome I).

Caisse. — Dans la caisse les altérations séniles sont nombreuses : les principales portent sur les articulations des osselets, marteau et enclume, étrier et fenêtre ovale, sur les osselets eux-mêmes ; ou bien ce sont des formations morbides, telles que brides, ponts membraneux, synéchies.

Une seule fois sur les 54 oreilles moyennes observées, nous avons trouvé la caisse remplie par une sécrétion : c'était, comme nous l'avons signalé plus haut, chez un vieillard de 65 ans (obs. XIX) qui présentait une otite moyenne suppurée chronique. *Dans aucun autre cas nous n'avons trouvé de liquide dans la caisse.*

Dans l'examen de l'oreille moyenne, après avoir enlevé le toit de la caisse, la première articulation des osselets à étudier est celle du marteau et de l'enclume : elle présente de fréquentes modifications dans sa mobilité, 24 fois nous l'avons trouvée normale (soit 45 %), 19 fois peu mobile (soit 35 %) et 10 fois tout à fait immobile (soit 19 %). On voit donc que *dans la moitié des cas environ la mobilité de cette articulation est diminuée ;* presque toujours on peut signaler en même temps une immobilisation de l'étrier et la formation de brides et de ponts membraneux attachant les osselets aux parois de la caisse, cinq fois seulement la diminution de la mobilité de l'articulation du marteau était la seule modification de l'oreille moyenne. Dans aucun cas, nous n'avons trouvé de soudure osseuse de l'articulation comme Ferreri l'a constaté à l'autopsie d'un sujet de 112 ans : « les cartilages qui tapissent les têtes articulaires, nous dit-il, sont comme fondus ; ils ne présentent pas de ligne de séparation, c'est comme s'ils formaient une masse unique. » (*Archivio Italiano di Otologia*, 1897, n° 1, p. 72.) Toujours il nous a été facile de séparer les surfaces articulaires des deux osselets.

L'articulation de l'enclume et de l'étrier est de moindre intérêt. A signaler cependant chez un vieillard de 86 ans (obs. XVIII, côté gauche) une soudure osseuse manifeste de cette articulation : il fut impossible de séparer ces deux osselets, la longue branche de l'enclume se brisa en son milieu ; l'enclume était en même temps atrophiée et rugueuse.

De toutes les altérations de la sénilité dans l'oreille moyenne, la plus fréquente et la plus grave peut-être au point de vue de l'audition, est *l'ankylose de l'étrier dans la fenêtre ovale*. Nous avons indiqué plus haut comment en perforant la paroi du canal semi-circulaire supérieur et en remplissant par une goutte d'eau sa cavité, on pouvait s'assurer de la mobilité même minime de cet osselet (épreuve de l'eau). 23 fois seulement sur les 54 rochers observés, nous avons trouvé l'étrier mobile, 5 fois il l'était d'une façon à peine perceptible et 25 fois il était complètement immobile ; l'ankylose de l'étrier existe donc chez le vieillard au-dessus de 60 ans dans une proportion de 38 %. Ce n'est pas à une soudure osseuse que nous avons affaire ici généralement, car dans tous les cas nous avons pu arracher assez facilement l'étrier de la fenêtre ovale et constater l'intégrité du rebord de la platine ; une seule fois, chez un vieillard de 69 ans (obs. XXVIII), nous n'avons pu l'enlever sans briser les branches, mais dans ce cas les branches de l'étrier étaient unies visiblement par des brides nombreuses aux parois de la niche. Il est probable que cette ankylose est, comme le dit Politzer en parlant des processus adhésifs de l'oreille moyenne (*Traité des maladies de l'oreille*, p. 303, trad. Joly), le résultat d'une phlegmasie de la muqueuse de l'oreille moyenne, phlegmasie diffuse dans les cas où cette soudure est accompagnée de l'ankylose du marteau et de l'enclume et de la formation de cordons et de ligaments allant d'un bout à l'autre de la caisse, *phlegmasie interstitielle circonscrite* dans les cas où les modifications pathologiques paraissent limitées de préférence au voisinage de la fenêtre ovale. Toynbee, Troltsch, Voltolini ont conclu que l'ankylose de la base de l'étrier avec le rebord de la fenêtre ovale est amenée par la *dégénérescence calcaire du ligament annulaire de l'étrier :* l'examen microscopique aurait montré que le ligament annulaire formé de tissu connectif cellulaire ne s'ossifie pas, mais que ses fibres perdent leurs cavités, prennent une consistance tendineuse plus compacte, s'imprègnent de sels calcaires. 7 fois sur les 25 cas d'ankylose que nous avons rencontrés, il n'y avait aucune autre modification apparente de la caisse. Dans ces cas, suivant Toynbee, l'ankylose ne peut être considérée comme le résultat d'une affection de l'oreille moyenne.

Les modifications de la massse osseuse même des osselets, comparativement à celles de leurs articulations, sont rares. Dans trois cas, nous avons trouvé une *atrophie marquée des osselets* : chez un vieillard de 78 ans (Obs. XV), nous avons constaté cette lésion des deux côtés : à gauche, le marteau et l'enclume étaient déformés par une atrophie notable surtout marquée au manche du marteau et à la longue branche de l'enclume qui était filiforme et rugueuse ; à droite, le marteau seul était atrophié, principalement au niveau du manche. Chez un autre vieillard de 86 ans (Obs. XVIII) nous avons trouvé du côté gauche la longue branche de l'enclume très atrophiée, filiforme et son articulation avec l'étrier complètement ossifiée.

Si dans aucun cas nous n'avons rencontré de liquide dans la caisse (en-dehors d'un cas d'otite suppurée chronique avec destruction du tympan), bien souvent au contraire nous avons constaté des *processus adhésifs* tels que brides, ponts membraneux, synéchies, etc., formant des liaisons anormales des osselets, du tendon du tenseur, avec les parois de la caisse. Sur les 54 oreilles moyennes de vieillards observées, 20 en présentaient, soit 37 %. C'est dans l'attique que nous avons rencontré le plus souvent ces formations morbides, elles revètent la forme de ponts membraneux, de tractus, les uns mucoïdes, transparents et très souples, les autres épais, grisâtres et résistants ; ils réunissent les têtes et l'articulation du marteau et de l'enclume aux parois de l'attique (Obs. XIV, XVI, XXV), formant parfois un diaphragme complet séparant cette cavité du reste de la caisse (Obs. II, XXIV, XXVIII). Souvent ils doublent et enclavent les ligaments normaux. Voici quels sont, d'après nos remarques, leurs sièges de prédilection : 1° Ponts membraneux et tractus, souvent multiples, doublant de chaque côté et entourant le ligament externe du marteau (Obs. V, XII, XXI) ; 2° Ponts membraneux enclavant le tendon du tenseur tympani et l'unissant aux parois de la caisse et aux parties voisines des osselets (Obs. X, XI, XIV, XVI, XVII, XXI, XXVI) ; 3° Brides multiples et courtes unissant la tête du marteau à la paroi supérieure de la caisse et l'immobilisant. Dans la partie sous-jacente de la caisse, nous avons trouvé dans quelques cas des brides courtes, des synéchies attachant l'enclume, surtout la courte branche dans toute sa longueur, à la paroi interne de la caisse et de l'aditus (Obs. III, V, XI). Une fois seulement nous avons trouvé des adhérences de la longue branche de l'enclume au promontoire (Obs. IX). Au niveau de l'étrier nous avons constaté, à plusieurs reprises, des brides et des tractus ligamenteux attachant les branches de cet osselet aux parois de la niche (Obs. IX, XII). Chez un vieillard de 69 ans

(Obs. XXVIII), l'étrier était complètement recouvert par des formations du même genre : il présentait une ankylose complète.

Dans plusieurs des cas où nous avons rencontré des processus adhésifs dans la caisse, nous les avons vus s'étendre à l'aditus et à l'antre, tantôt sous forme d'une nappe membraneuse continue qui traversant l'aditus venait s'étaler dans l'antre et le séparer pour ainsi dire en loges distinctes, tantôt sous forme de filaments mucoïdes multiples attachés aux parois de cette cavité.

Aditus, antre et région mastoïdienne chez le vieillard.

Aditus et antre. — Sur les 54 temporaux examinés, nous avons ouvert l'antre en faisant l'ablation de sa paroi supérieure et de celle de l'aditus (tegmen tympani) ; après avoir examiné l'aditus et la cavité de l'antre, nous avons évalué avec un compas mensurateur sa hauteur, sa largeur et la distance qui le séparait de la corticale externe et de la paroi du sinus latéral.

Nous n'avons dans aucun cas, sauf un cas d'otite moyenne suppurée chronique, constaté de sécrétion dans l'antre ; mais plusieurs fois nous l'avons trouvé sillonné de brides mucoïdes ou tapissé de membranes de même nature, les unes transparentes et minces, les autres plus épaisses, grisâtres. Ces formations coïncidaient le plus souvent avec les processus adhésifs de l'oreille moyenne que nous avons signalés plus haut, qui englobaient et immobilisaient la tête des osselets; elles se continuaient de la caisse à l'antre par l'aditus.

Sur aucun de nos temporaux nous n'avons trouvé cette cloison muqueuse de l'aditus signalée par certains auteurs comme séparant complètement l'antre de la cavité sus-tympanique : toujours le passage était libre entre les deux cavités, et même lorsque les processus adhésifs de la caisse s'étendaient à l'aditus, la partie supérieure de ce canal était libre.

Les dimensions de l'antre chez le vieillard ne semblent pas différer sensiblement de ce qu'elles sont chez l'adulte : la proportion des antres petits paraît cependant plus grande ; sur les 54 antres que nous avons mensurés, 17 soit 34 % présentaient une hauteur et une largeur inférieure à 5 millimètres ; leurs parois étaient formées d'un tissu osseux compact et dur et l'apophyse était le plus souvent diploïque. Sur quelques temporaux nous avons trouvé l'antre très spacieux, s'étendant profondément en bas vers la pointe ou communiquant largement avec de grandes cellules inférieures : l'apophyse mastoïde était alors du type pneumatique à grandes cellules. En somme, d'après nos mensurations, nous pouvons dire *qu'en moyenne, l'antre des vieillards présente une hauteur de 6 à 8 millimètres et une largeur de 5 à 6 millimètres.*

Le toit de l'antre nous a paru moins lamelleux, plus résistant qu'il ne l'est chez l'adulte ; il semble que la corticale interne se soit épaissie et éburnée. Aucun de nos temporaux ne présentait de déhiscence de cette paroi.

Dans l'obs. XIX, nous avons trouvé du côté droit une suppuration chronique de la caisse et de l'antre qui étaient remplis de fongosités ; la cavité de l'antre était extrêmement réduite (hauteur 4 millimètres, largeur 3 millimètres), les parois en étaient épaissies et complètement éburnées ; il n'y avait aucune propagation de la suppuration aux cellules mastoïdiennes.

Nous avons mensuré dans chaque observation la distance de l'antre à la corticale externe, au point d'élection de la trépanation ; elle variait entre 7 millimètres et 14 millimètres. La distance de l'antre au point le plus rapproché de la paroi du sinus latéral était aussi bien différente d'une observation à l'autre et variait de 4 millimètres à 10 millimètres.

Sur le même individu, l'antre d'un côté, comme d'ailleurs la mastoïde, différait parfois beaucoup de celui de l'autre côté, le temporal droit pouvant présenter un antre spacieux et le gauche un antre de petites dimensions ou réciproquement.

Région mastoïdienne. — Il est difficile de décrire un type bien défini de mastoïde sénile, car le tissu osseux des temporaux des vieillards présente de grandes différences d'une observation à l'autre, et, s'il est erroné de considérer l'apophyse sénile comme toujours diploïque, il n'est pas moins faux de croire qu'elle renferme toujours des cellules. D'après les examens et les coupes multiples de temporaux que nous avons pratiqués, il nous semble qu'il faut consi-

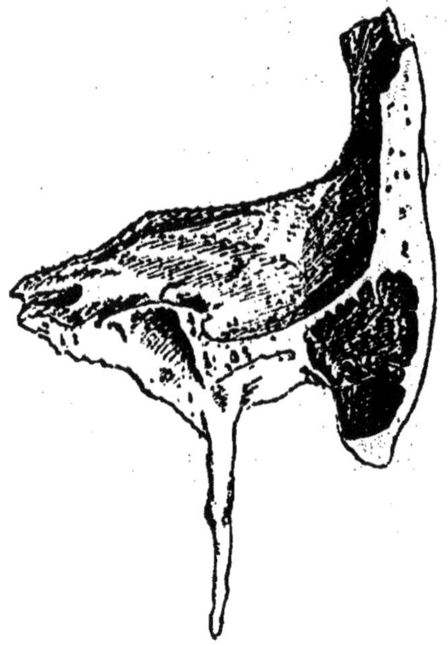

FIGURE I

Temporal droit d'un homme de 88 ans. Apophyse pneumatique à grandes cellules. Faiblesse de la corticale dans la rainure digastrique.

dérer deux types d'apophyses mastoïdes particuliers au vieillard, à côté d'autres qui ne diffèrent point de celles de l'adulte. L'un est représenté par une apophyse formée d'un tissu osseux diploïque, dur, absolument compact, sans trace de cavités autres que l'antre,

elles pourraient être dites « *apophyses éburnées* » ;
on rencontre ces apophyses environ une fois sur six
après 60 ans ; elles sont exceptionnelles chez l'adulte
avant 40 ans. L'autre type est représenté par une

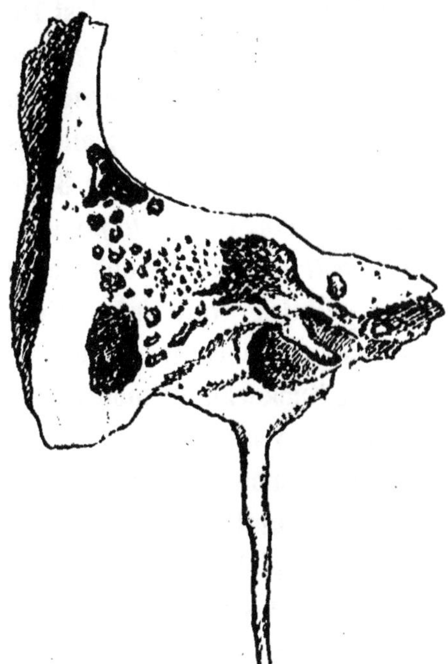

FIGURE 11
Apophyse demi-pneumatique. Corticale externe très épaisse.
Groupe cellulaire postéro-supérieur.

apophyse très pneumatique, présentant surtout dans
sa moitié inférieure de grandes cellules, c'est le type
des « *apophyses pneumatiques à grandes cellules* ».
Ces grandes cellules inférieures communiquent large-

ment avec l'antre et entre elles : sur le temporal droit d'un vieillard de 68 ans (voir figure I) deux grandes cellules occupent à elles seules les deux tiers inférieurs de l'apophyse. Ce qui distingue ces apophyses des apophyses pneumatiques de l'adulte, c'est 1° *la grande dimension des cellules, surtout des cellules de pointe ;* 2° *l'épaisseur de la corticale externe,* surtout au niveau de l'antre, et sa résistance ; elle est formée d'un tissu osseux compact et éburné ; 3° *la minceur parfois extrême de la corticale de la pointe au niveau de la rainure digastrique.* Ces apophyses pneumatiques à grandes cellules sont fréquentes chez le vieillard, nous les avons rencontrées une fois sur trois.

La statistique de Zuckerkandl montre que sur 250 temporaux d'adultes il y a :

36,8 % apophyses pneumatiques.

43,2 % en partie pneumatiques, en partie diploïques.

20 % entièrement diploïques.

Chez le vieillard au-dessus de 60 ans, nous avons trouvé, d'après l'étude de 54 temporaux :

52 % apophyses pneumatiques.

22 % apophyses mi-pneumatiques, mi-diploïques.

26 % apophyses entièrement diploïques.

En comparant les deux statistiques, nous voyons que chez le vieillard, on rencontre beaucoup plus d'apophyses pneumatiques que chez l'adulte (52 % au lieu de 36 %), et que ces apophyses sont pour la plupart pneumatiques à grandes cellules (33 %).

La proportion des apophyses diploïques est un peu plus grande chez le vieillard que chez l'adulte et parmi elles on rencontre 17 °/₀ d'apophyses dites éburnées, que nous considérons également comme particulières au vieillard.

Il semble donc que la plupart des apophyses demi-pneumatiques de l'adulte subissent par le fait de l'âge deux sortes de transformations : l'une, la moins fréquente, de condensation du tissu osseux qui en fait des apophyses diploïques ou même éburnées, l'autre de beaucoup la plus fréquente est une transformation mixte amenant une raréfaction du tissu osseux, surtout dans la moitié inférieure de la mastoïde (grandes cellules de pointe), et une condensation du tissu osseux de la périphérie, épaississement de la corticale externe.

En effet, comme nous l'avons signalé plus haut, la corticale externe de la plupart des apophyses même pneumatiques des vieillards est épaissie et éburnée : dans nombre de nos observations cette épaisseur était de 10 à 12 mill (Voir fig. 11). Cette condensation de la corticale externe n'existe cependant pas dans toute son étendue : au niveau de la pointe, principalement dans la rainure digastrique, la corticale reste très mince, parfois papyracée.

Les *cellules squameuses* semblent être chez le vieillard ce qu'elles sont chez l'adulte. Il est un fait à remarquer, c'est que sur certains temporaux présentant une apophyse absolument diploïque, on trouve au-dessus et en arrière de la paroi supérieure du conduit auditif externe des cellules squameuses bien développées, parfois une seule grande cellule.

Même remarque est à faire au sujet des cellules pétreuses, surtout des cellules qui occupent la base de la pyramide rocheuse et s'étendent jusqu'au golfe de la jugulaire. La figure V nous montre le temporal d'un homme de 82 ans présentant une apophyse diploïque et cependant un groupe de belles *cellules pétreuses* avoisinant la partie inférieure du sinus latéral et le golfe de la jugulaire.

Cellules mastoïdiennes postérieures, pré-pariétales et pré-occipitales. — Les cellules postérieures de la mastoïde nous ont paru acquérir chez le vieillard un développement tout particulier, aussi les avons-nous étudiées spécialement. Elles présentent, de plus, un grand intérêt, c'est que par elles la suppuration venue de la caisse et de l'antre peut s'étendre très loin du côté du pariétal et de l'occipital, ensuite parce qu'elles sont proches de la dure-mère et du sinus latéral.

Par ordre de fréquence nous avons divisé ces cellules en 3 groupes :

1° *Cellules postéro-supérieures.* — Elles font suite aux cellules squameuses postérieures, s'étendent en haut jusqu'à la suture pariétale. Ces cellules avoisinent la dure-mère, le sinus pétreux supérieur et le sinus latéral près de son angle : le plus souvent le tissu osseux qui les sépare de l'antre est cellulaire, mais dans certains cas, elles sont séparées de l'antre par une épaisseur de 4 à 8 mill. de tissu osseux diploïque. Elles forment alors un groupe de deux ou trois cel-

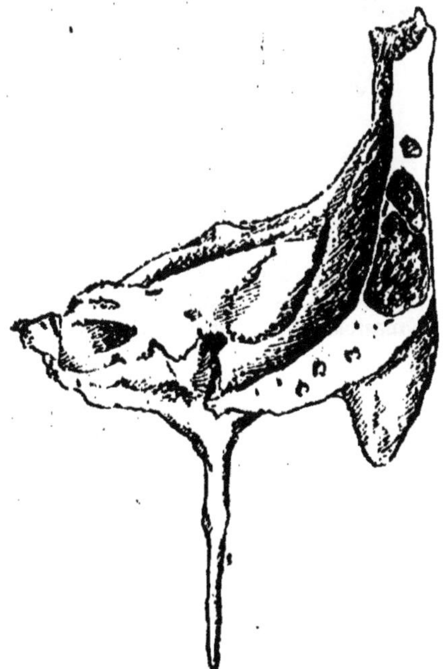

FIGURE III
Temporal droit d'une femme de 74 ans. Cellules mastoïdiennes postérieures pré-occipitales.

lules isolées; parfois on ne trouve qu'une seule grande cellule, ainsi que le montrent les figures II et IV.

Nous avons trouvé ce groupe cellulaire postéro-supérieur dans 30 % de nos temporaux de vieillards.

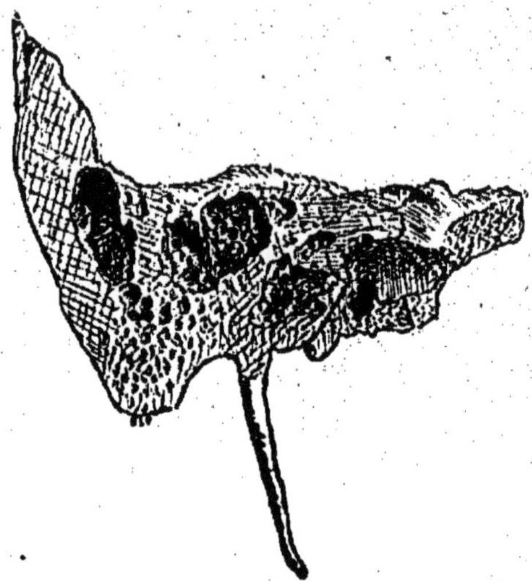

FIGURE IV

Temporal droit d'un homme de 86 ans. Grande cellule
mastoïdienne postero-supérieure.

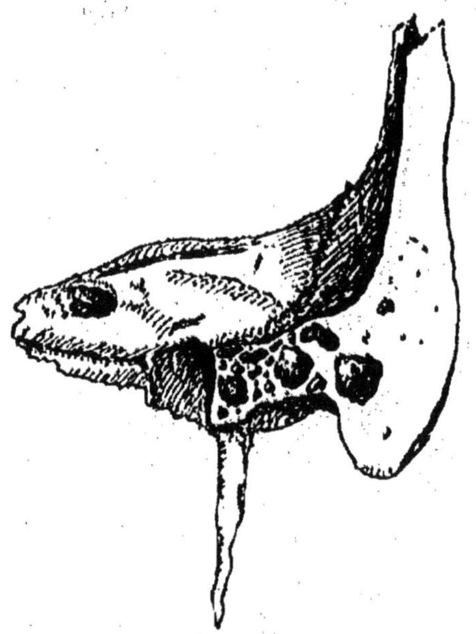

FIGURE V

Apophyse diploïque. Cellules pétreuses avoisinant le sinus latéral
et le golfe de la jugulaire.

2° *Cellules mastoïdiennes postérieures.* — Ces cellules s'étendent directement en arrière de l'antre, longent la paroi du sinus latéral, sont même parfois rétro-sinusales, comme le montre la figure III, et peuvent aller jusqu'à l'occipital. Elles communiquent ordinairement avec l'antre, mais dans certains cas nous les avons vues séparées de cette cavité par quelques millimètres de tissu osseux dense.

3° *Cellules postéro-inférieures.* — Ce ne sont plus des cellules mastoïdiennes à proprement parler, mais des cellules pétreuses ; elles avoisinent la partie inférieure du sinus latéral et vont jusqu'au golfe de la jugulaire (fig. V).

Déductions cliniques et thérapeutiques.

Que conclure au point de vue pratique, médical et chirurgical, de cette étude ?

1° Prenons d'abord *l'oreille moyenne* et voyons, par les résultats de nos examens anatomo-pathologiques, quelles sont les causes des altérations qu'elle présente, quelle part peut lui revenir dans la production de la surdité sénile, et quelle thérapeutique pourrait lui être utile.

a) Nous avons longuement étudié plus haut les diverses modifications anatomiques présentées par l'oreille moyenne sénile. D'où proviennent-elles ? Elles ne dérivent pas d'otites moyennes secrétoriques, car dans aucun cas nous n'avons trouvé d'exsudation dans la caisse. Je crois plutôt qu'elles sont analogues à ces altérations dont parle Politzer en traitant des *processus adhésifs dans l'oreille moyenne*, elles sont « une phlegmasie interstitielle lente qui s'établit dans la muqueuse de la caisse, amène l'épaississement, le resserrement de la muqueuse et la formation de ligaments dans l'oreille moyenne, d'où résultent la rigidité de la chaîne des osselets et le plus souvent l'ankylose de l'étrier. » (*Maladies de l'oreille*, p. 301, trad. Joly).

La cause première de ce processus est assez obscure: il est probable que ces altérations sont la conséquence de *troubles trophiques nerveux*. Benedikt et Politzer (*Wiener med. Woch.*, 1865) ont appelé l'attention sur la connexion qui existe entre les affections du cerveau et celles de l'oreille moyenne. La production de troubles tropho-névrotiques de l'oreille moyenne a été surtout mise en évidence par les recherches expérimentales de Gellé, Berthold et Baratoux, qui, après la section des racines centrales ou du tronc du trijumeau, ont observé des modifications inflammatoires de l'oreille moyenne. *Chez le vieillard, ces troubles trophiques porteraient principalement leurs atteintes sur l'appareil de transmission de la caisse du tympan et amèneraient la rigidité articulaire de la chaîne des osselets et surtout l'ankylose de l'étrier.*

b) Avant d'intervenir sur un organe auditif malade, il importe avant tout de savoir laquelle des deux parties, oreille moyenne ou oreille interne est atteinte.

Beaucoup d'auteurs, négligeant l'oreille moyenne, donnent aux altérations de l'oreille interne une part prépondérante dans la production de la surdité sénile, en s'appuyant sur ce fait que la perception osseuse diminue notablement dans l'âge avancé ; mais, comme le dit Urbantschitsh dans son *Traité des maladies de l'oreille* (Paris, 1881, p. 45) : « Il est difficile de dire si cette particularité n'est pas due à une modification de la transmission osseuse par altération sénile du tissu osseux. » Bezold après avoir examiné 116 oreilles de vieillards conclut que la conductibilité osseuse ne montre pas une diminution par elle-même, mais qu'elle diminue dans la proportion où diminue la puissance auditive (*Archives of Otology*, vol. XXIII, n° 3, 1894). La diminution de la perception osseuse chez les vieillards n'est donc pas un fait suffisant pour juger des altérations de l'oreille interne et pour affirmer qu'elles sont les causes prépondérantes de la surdité sénile.

Nous croyons au contraire que, dans la plupart des cas, ces causes résident dans l'oreille moyenne : les processus adhésifs de la caisse, la rigidité articulaire des osselets et surtout l'ankylose de l'étrier, qui sont les principales lésions que nous ayons observées, suffisent à expliquer les troubles fonctionnels de l'oreille sénile : Politzer a constaté que les lésions de la chaîne des osselets produisent d'abord la surdité pour les sons bas, lesquels déterminent moins de secousses de la chaîne que les sons de tonalité moyenne ou élevée ; n'est-ce pas ce que nous constatons chez les vieillards qui entendent peu les sons bas, mais encore assez bien les sons élevés ?

Politzer regarde bien les altérations de l'oreille moyenne comme causes en partie de l'affaiblissement de l'ouïe dans la vieillesse, mais il place la véritable origine dans la dégénérescence du nerf auditif. Or Ferreri, qui a étudié spécialement la question et que nous citons plus haut à ce sujet, a trouvé que : « la perte de l'ouïe dans la vieillesse, produite par une lésion primitive du nerf acoustique, est si rare que sur 101 vieillards, il n'a pas eu l'occasion de l'observer. » *Nous croyons donc pouvoir dire que, dans la surdité sénile, l'oreille moyenne est seule en cause, du moins primitivement.*

c) Dans cette alternative, que devons-nous conclure au point de vue thérapeutique ? Des altérations de l'oreille moyenne, les unes, comme l'ankylose de l'étrier, sont irrémédiables dans l'état actuel de la thérapeutique otologique, les autres, comme les synéchies, les processus adhésifs, l'ankylose du marteau et de l'enclume peuvent être dans certains cas améliorées. Sur les 54 oreilles moyennes séniles que nous avons examinées, nous avons trouvé cinq fois une diminution notable de la mobilité de l'articulation du marteau et de l'enclume, sans aucune autre modification ; dans quatre autres observations, des processus adhésifs, brides mucoïdes, ponts membraneux, immobilisaient la chaîne des osselets, alors que la mobilité de l'étrier était conservée et les autres parties de la caisse saines. Ces lésions étaient certainement causes d'une grande diminution de l'ouïe et cependant elles eussent pu être améliorées.

Nous croyons donc que *l'intervention thérapeutique peut être utile dans certains cas de surdité sénile*. Un examen otologique sérieux devra être fait avant de l'entreprendre ; il faudra s'assurer de la mobilité de l'étrier par l'épreuve de Gellé et voir si la perception osseuse est assez bien conservée. Le traitement chirurgical, ablation des osselets, ténotomies, etc , nous paraît ici contre-indiqué, on ne ferait qu'ajouter des synéchies cicatricielles aux formations pathologiques déjà existantes. Le massage de la chaîne des osselets par les différentes méthodes employées, le cathétérisme, les injections d'huile de vaseline ou autres dans la caisse, bref tout ce qui pourra diminuer la rigidité de la chaîne des osselets ou distendre les processus adhésifs, aura chance d'amélioration.

2° L'étude de la *région mastoïdienne* chez le vieillard permet de comprendre certaines particularités cliniques.

Les *suppurations chroniques* de l'oreille moyenne sont ordinairement d'autant moins à craindre que le sujet qui en est atteint avance plus en âge : il se fait tout autour de la cavité antrale suppurante un travail de condensation osseuse, de sclérose qui en empêche la propagation aux régions voisines : l'obser-

vation XIX, temporal droit d'un homme de 85 ans,
nous montre un exemple d'otite moyenne suppurée
chronique, avec destruction du tympan, élimination
des osselets : l'antre, rempli de fongosités, est très
réduit, ses parois sont épaissies et éburnées ; les
cellules mastoïdiennes sont saines.

Dans les *suppurations aiguës*, il n'en est pas de
même : deux complications graves sont à craindre.
1° La première est bien **connue**, c'est la *mastoïdite de
Bezold* : la corticale externe épaisse et compacte
empêche le pus de se faire jour à l'extérieur : au
contraire les grandes cellules de la pointe, la faiblesse de la coque osseuse dans la rainure digastrique lui ouvrent la voie du cou; 2° La deuxième com-
plication est moins fréquente et aussi moins étudiée :
c'est la *propagation du processus suppuratif* aux
cellules postérieures.

Ces cellules postérieures, comme nous l'avons vu
plus haut, existent parfois alors que le reste de la
mastoïde et même la pointe sont diploïques ;
elles peuvent de plus être éloignées de l'antre et en
être séparées par du tissu osseux demi-pneumatique
ou diploïque : elles échapperont donc facilement au
chirurgien qui limiterait son intervention à l'antre et
à la pointe. De ces cellules, les unes, *cellules mastoïdiennes postéro-supérieures*, s'étendent jusqu'à la
suture du pariétal, les autres, *cellules mastoïdiennes*

postérieures, passent derrière le sinus pour gagner l'occipital ; elles sont parfois très vastes.

Aussi, lorsqu'on trépanera une apophyse sénile, il sera prudent, après avoir ouvert l'antre et les cellules de pointe, de s'assurer si les cellules mastoïdiennes postérieures existent et sont suppurées. Dans bien des cas, le chirurgiens era guidé vers elles par l'ostéite ou l'existence d'une fistule fournissant du pus. Mais ces indications peuvent manquer, étant donné que les cellules postérieures peuvent être éloignées de l'antre et séparées de cette cavité par du tissu osseux dense ; si donc, dans les jours qui suivent une trépanation, la fièvre et les douleurs persistent, il ne faut pas hésiter et ouvrir largement la table osseuse jusqu'au pariétal et à l'occipital : on préviendra ainsi, dans nombre de cas, une méningite ou une thrombo-phlébite du sinus latéral, qui évolueraient sournoisement après une opération incomplète.

INDEX BIBLIOGRAPHIQUE

MARMADUKE-SHEILD. — *Traité des maladies de l'oreille*, 1895.

BURDACH. — *Traité de Physiologie*, 1843, vol. V, p. 126.

PINEL. — *Archives générales*, t. II, p. 247.

MANTOVANI. — *Traité des organes des sens*, 1833, t. II, p. 102.

KRAMER. — *Traité des maladies de l'oreille*, Bruxelles, 1841, p. 205.

BONNAFONT. — *Traité théorique et pratique des maladies de l'oreille*, 1860, p. 504-505.

POLITZER. — *Traité des maladies de l'oreille*. Traduction Joly, 1884, p. 635, p. 301.

— Dissection anatomique et histologique de l'organe auditif de l'homme ; traduction Schiffers, 1898.

GRAZZI. — *Manuale di otologia*, 1880, p. 506.

SAMUEL SEXTON. — *Ear and its diseases*, New-York, 1888, p. 62.

FERRERI. — *Altérations de l'oreille moyenne chez les vieillards. Archivio di otologia*, 1890, n° 1.

BENEDIKT et POLITZER. — *Wiener med. Woch.*, 1865.

URBANTSCHITSH. — *Traité des maladies de l'oreille*, 1881, p. 45.

BEZOLD. — *Archives of otology*, vol. XXIII, n° 3, 1894.

IMPRIMERIE F. DEVERDUN, BUZANÇAIS (INDRE).